耿炜
中医学博士

著

医食无忧

原来我
还是味
中药。

U0391261

 山东城市出版传媒集团·济南出版社

图书在版编目（CIP）数据

医食无忧：儿童健康中医指南 / 耿炜著 . -- 济南：济南出版社，2023.7

ISBN 978-7-5488-5554-5

Ⅰ . ①医… Ⅱ . ①耿… Ⅲ . ①小儿疾病－中医治疗法 Ⅳ . ① R272

中国国家版本馆 CIP 数据核字 (2023) 第 037385 号

出 版 人	田俊林
责任编辑	任肖琳
内文插图	毛江旻
封面设计	胡大伟
版式设计	张 倩
出版发行	济南出版社
地　　址	山东省济南市二环南路 1 号（250002）
电　　话	0531-86131729
网　　址	www.jnpub.com
经　　销	各地新华书店
印　　刷	济南继东彩艺印刷有限公司
版　　次	2023 年 7 月第 1 版
印　　次	2023 年 7 月第 1 次印刷
成品尺寸	145 毫米 ×210 毫米　32 开
印　　张	8.75
字　　数	182 千
印　　数	1—5000 册
定　　价	49.00 元

宝爸宝妈，你听我说

作为一名中医大夫，很早之前，我想写一本书。后来工作实在太忙，就不了了之了。

再后来，赶上疫情，我发现，孩子病了，宝爸宝妈不敢来医院。

于是我建了一个公众号，写点儿科普文章的同时，保留一个医患沟通的通道。

回答患者的疑问，给出适宜的对策，以此来缓解我门诊的人流压力。

能在家中独自解决的，那皆大欢喜；若不能，再来找我也不迟。

慢慢地，越来越多的宝爸宝妈学会了一些处理孩子小病小痛的方法，越来越多的宝爸宝妈也开始对中医感兴趣。

忽然有一天，一位患者朋友给我说：耿耿，你出本书吧。

我想想，也是哈。

写本书，让家长独立在书中寻找疾病的答案，让家长渐渐在书中熟知中医的常识。

当然，还有一点，看诊加号实在太累了，公众号也回复不过来了。

既然如此，那不如直接将临床最常见的几种病分门别类，让家长自行解决，来换取我一些休息的时间。

儿童疾病有很多很多，但最常见的也就那么几种。你写一个罕见病远不及写感冒发烧的处理方案更能帮到大家。

这本书虽然没有讲全儿童疾病，但基本覆盖了宝爸宝妈可以尝试自行处理的、儿童最最常见的23种疾病和现象。

以此，告诉家长，其实，中医药对于儿童，也是一个不错的选择。

近几年，宝爸宝妈对中医的接受度越来越高，有很多问题都会首选中医的疗法。

这一点让我欣喜。因为在没有西方医学传入中国之前，中华民族就是靠着一把草药一根银针，传承到了今天。

虽然中医文化经历过一段时间的低迷，但如今已越来越受到重视。这对于中医文化的传承、中华文明的传承，是有极大帮助的。

但我也有一些焦虑。因为随着宝爸宝妈乐于中医方案，使资本和商家看到这里有利可图，很多家长听信某些伪专家的治疗方案和育儿经验，使很多孩子接受了错误的治疗，延误、加重了病情。

这是我写这本书的另一个原因。

其实，谁都不想让孩子生病，谁都想隔三岔五调整一下孩子的体质，谁都想在生病初期就将疾病治愈，谁都想能食疗治好的病就不吃药。

这些问题，都能在后面的文章中找到答案。而这些知识的总结，不单单是来自书本，更多的是我基于十几年临床的见解。

但是，所有别人给你说的育儿经验，包括我，都只是所谓的别人的经验。

可孩子是你的，孩子和孩子是不一样的。

所以，参考别人，立足实际，总结出自己孩子的特点，归纳出自己的育儿经验，这才是王道。

因此，你要认识到，唯有自己，才是孩子成长过程中的保护伞。

这便是出版这本书的最终想法。

最后，谨以此书，送给我最亲爱的女儿，愿每一位小朋友都能远离疾病，都能快乐成长，都能在明天开出灿烂的花。

耿炜

2023 年 1 月

目 录

五 官　114

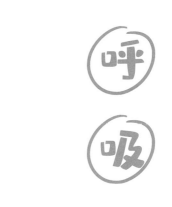
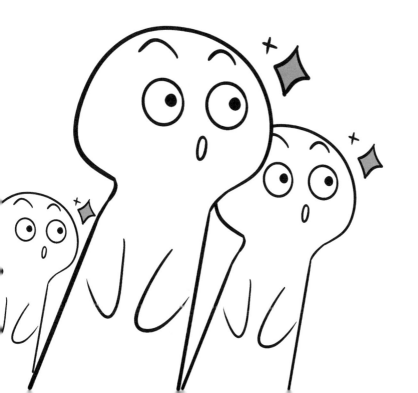

你真的了解感冒吗?

"我有两个远方亲戚,一个是大姨妈,一个是感冒。大姨妈每个月都来看我,感冒每个月都来看我儿子。"

很多家长都有这样的感叹:

为什么我家孩子会感冒?

我家孩子不是感冒刚好吗,怎么又感冒了?

我家孩子不是感冒还没好吗,怎么又感冒了?

我曾经在公众号里做过一个投票调研,发现儿童常见病种中,感冒居于高位。

于是,开篇我先写它——感冒。因为留言的人太多,我回复不过来。

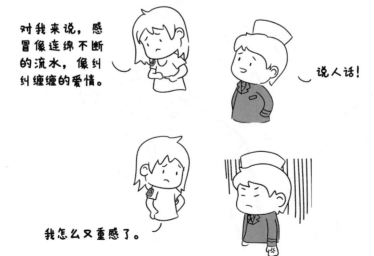

对我来说,感冒像连绵不断的流水,像纠纠缠缠的爱情。

说人话!

我怎么又重感了。

◉ 一、了解感冒

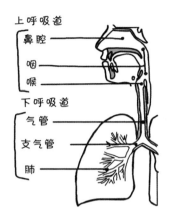

上呼吸道
鼻腔
咽
喉
下呼吸道
气管
支气管
肺

感冒是一种很常见的疾病，像家常便饭一样。不管是小孩子还是成年人，都是感冒的易感人群。

感冒，实际上叫作急性鼻炎，又叫作急性上呼吸道感染。

说到呼吸系统，就不得不说肺。肺是一个器官，但在中医领域，肺不仅仅是一个器官，还是一套呼吸过程，一套循环过程。

你可能会说，这不就是一呼一吸的事情吗？

实际上，气从吸进去到呼出来这短短的几秒钟经历了一个超级庞大的体系，不只是你看到的鼻翼扇动、胸廓扩张。更深一层的，还有二氧化碳和氧气的交换、血液的更新、体液的循环，这一切的行为，都在一呼一吸几秒钟内完成。

你能说它简单吗？它不简单。

中医认为：肺主气，司呼吸，主宣发肃降。

通俗地说，就是肺管着呼吸，主管着气、水液在身体里的运行。这个运行呢，有往上升的也有往下降的，这个过程叫作宣发肃降。

当肺的功能失调时，气和水液的运行、传递就会出问题。就好比民生出了问题：市场上没有菜了，马路上垃圾遍地，家里没有自来水……那就乱套了。身体也是一样，当一切都乱套的时候，也就是最容易出问题的时候。

中医有一个概念，叫邪气，也就是伤人致病的因素。

最常见的邪气有六种，即风、寒、暑、湿、燥、火。其中为首的就是风邪，而最容易钻空子的也就是这风邪。

身体乱套，风邪便趁机进入体内，就会造成感冒等一系列问题。

> 风、寒、暑、湿、燥、火本身叫六气，是六种正常的自然现象。一年四季，天气特点是不一样的，古人对它们进行观察总结，得出春风、夏暑（火）、秋燥、冬寒、长夏（暑）湿，也就是六气。一般来说，正常的人体对于这些自然变化是可以适应的。但是气候变化过于异常，也就是六气变化过快的时候，或者人体免疫力下降、无法适应正常的六气变化的时候，人体就要出问题，就要得病了。而此时正常规律的六气也就变成了侵袭人体的六邪。

二、感冒的治疗方案

我们抛开书本，只谈临床。

对于感冒，中医学教材分了好几类，但是这么冗繁的工程，宝爸宝妈根本不可能掌握得了。

感冒真的那么深奥那么难掌握吗？

不是的。

我们换一种思路，闭上眼去想，得了感冒是不是前期头痛、流鼻涕水，然后慢慢地出现嗓子疼，之后变成流黄鼻涕，之后向愈？

所以，你发现了吗，这本身就是一个过程，为什么要分裂开来看？

要知道，所有的呼吸系统疾病其实都是一个过程疾病。

我们看到的是一个疾病的不同阶段，就好像我们站在历史长河中，经历的是一个朝代，看到的是一个又一个十年，仅此而已。

根据不同的阶段进行辨证用药，这就简单多了。

所以，我把感冒过程简单地切割成两段，也就是把感冒分为两类：一类是感冒前期——寒证阶段；一类是感冒中后期——热证阶段。

1. 寒证阶段

这类感冒是最常见的，一阵风就可能把你弄得流鼻涕了。

上次一位妈妈跟我抱怨：耿大大，我对我家孩子都无奈了。你给他穿薄了吧，他感冒；你给他穿厚了吧，他玩起来一出汗，又感冒。你说咱身上的毛怎么就退化了呢？咱还是猴子那会儿，当妈的肯定没这个麻烦。

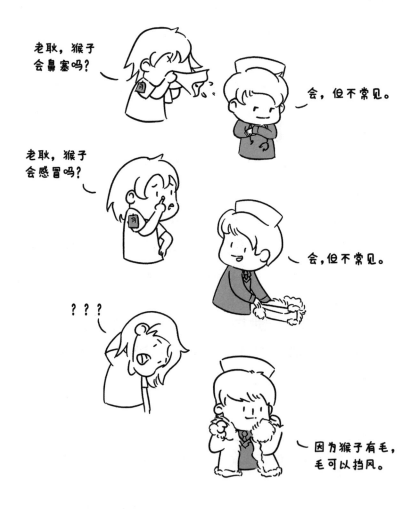

《黄帝内经》有一句话，"虚邪贼风，避之有时"，意思是吹到风就容易得病。

这就是为什么我说风寒感冒是最常见的一种疾病，因为谁都保不齐会被吹到。

记得有一次门诊，我问一个感冒的孩子：你是怎么吹到风啦？孩子奶声奶气地回答：我哥哥老吹我头发，我就吹到风了。

我来辟谣，这样吹有可能会得病毒性感冒，但不会得风寒感冒，这个属于"碰瓷"。

寒证阶段的感冒都有什么症状？

症状：怕冷，鼻音重，鼻塞流涕（清鼻涕），咽喉干痒，可能会发热，有时候出汗，有时候不出汗。孩子不爱吃饭，精神头下降。

你去想，受风受凉而得的病，那肯定有怕冷怕凉的情况。

《黄帝内经》说，肺"开窍于鼻"。肺受凉了，鼻子肯定不好过，所以会鼻塞、流涕、咽痒，鼻咽部就会出问题。

咽喉在古代叫嗌，这个嗌还有一个意思，指的是交通要塞。有一个和它很像的字叫隘（关隘的隘），是不是很像？

关隘，指的是要塞，嘉峪关、函谷关这些都是关隘。这些关隘，都是抵御强敌的地方。

这么看，咽喉对于人体来说也有着特殊的防御作用，当肺受邪气的时候，鼻咽部作为第一道防线，肯定会有一场惨烈的战斗，这就是鼻塞、流涕、咽痒。

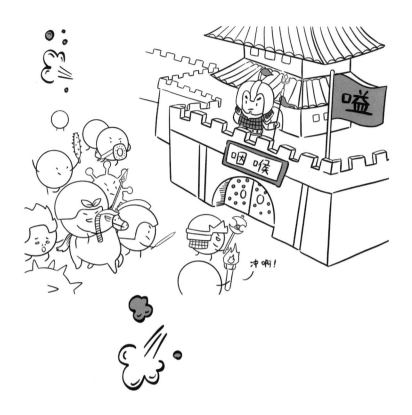

那天有个病号朋友找我聊天：老耿，为什么感冒了，我说话声音这么浑厚重浊有磁性？

我说：磁性的不是你，是你的鼻子。

为什么会鼻音重呢？因为感冒后鼻黏膜肿起来，导致声音传导异常，出现了发音的异常，学名叫鼻腔共鸣。

那中医怎么认为？中医认为是你身上的水多了。你想想，含着一口水说话，声音也会浑厚重浊有磁性。

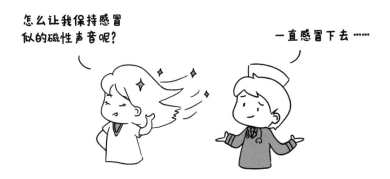

怎么让我保持感冒似的磁性声音呢？

一直感冒下去……

为什么会水多？因为肺受了风寒之后，调节全身水液代谢的功能乱套了，一部分水代谢不了，所以就显得水多了。

所以啊，治肺病就是治这个水。

治水的方法有很多：脾胃水多了，我们叫健脾补土祛湿；肾里水多了，我们叫温阳补肾利水；那肺里水多了呢，我们叫开鬼门，发汗解表。鬼门就是汗孔。《黄帝内经》曰："肺主身之皮毛。"肺里水多了，那就让皮肤去疏导分流一下吧。

处方：麻黄汤加减

蜜麻黄 3~9 克、桂枝 9 克、炒苦杏仁 3~6 克、甘草 3~6 克、生石膏 9~15 克。（剂量仅供参考，请在医生指导下用药。）

方解：蜜麻黄、桂枝性味辛苦温，入肺、膀胱经，发汗解表，治疗因风因寒造成的感冒再合适不过。炒苦杏仁有宣肺止咳的作用。中医认为蜜麻黄有发汗的作用，是开散的药材，而炒苦杏仁性味苦温，有止咳止喘的效果，有沉降的作用。一收一放、一开一阖，这就像让轴承运转起来一样，在身体里，就是让肺重新运转起来。甘草健脾益气，还能调和药汤的味道。生石膏性味大寒，入肺经，清热泻火。你会发现有很多孩子，一感冒立马就发热，这个时候就需要加入生石膏，可以起到退热的作用；你还会发现有一些孩子，一感冒嗓子就红肿，这种情况也需要加入生石膏，可以清热败火。你看，生石膏就是个消防员，哪里着火去哪里。我临床遇见的孩子，10 个感冒得有 9 个半上火的，这可能与去找我看病的时候已经不是孩子感冒第一天有关。孩子感冒变化很快，有时候上午还是风寒，下午就是风寒夹内热，所以，我基本都加上生石膏。但如果孩子没有明显的上火症状，可以考虑不加。

中成药：小儿清感灵片

【成分】羌活、荆芥穗、防风、苍术(炒)、白芷、葛根、川芎、地黄、苦杏仁(炒)、黄芩、甘草、人工牛黄等。

【适应症】发汗解肌、清热透表。用于外感风寒引起的发热怕冷、肌表无汗、头痛口渴、咽痛鼻塞、咳嗽痰多诸症。

2. 热证阶段

热证阶段的感冒都有什么症状？

症状：发热，头痛，鼻塞流涕，特别是黄鼻涕，可能咳嗽伴黄痰，咽喉红肿，便秘。

随着进程由寒转热，上火的症状越来越明显，虽然有些症状同时存在，但各有不同。

比如发热，寒证阶段的感冒发热一般都是高热，动不动就 39 ℃以上，速度很快；而热证阶段的感冒，也会发热，但温度不会很高，顶多 38 ℃左右。

比如怕冷，寒证阶段的感冒由于受风受凉，怕冷要明显一些；而对于热证阶段的感冒，风寒逐步被上火所替代所掩盖，所以可能会有因为发热而引起的轻微怕冷的情况。

再比如鼻塞，一个是鼻子堵、流清涕，一个是鼻子干、有黄涕。

《黄帝内经》讲，肺与大肠相表里。意思就是肺和大肠是铁哥们好兄弟，当肺受邪气的时候，大肠也不开心。

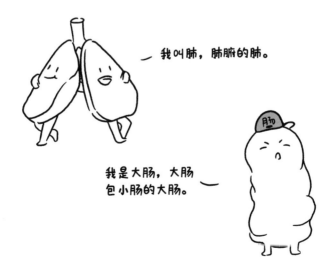

我叫肺，肺脏的肺。

我是大肠，大肠包小肠的大肠。

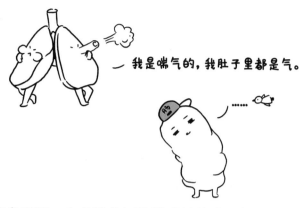

我是喘气的，我肚子里都是气。

......

　　我发现啊，大多数热证阶段感冒的孩子都会有大便干的情况，甚至大便干的情况要早于感冒症状的出现。

　　所以我经常告诉家长，一定要观察孩子的大便，大便就是孩子健康与否的晴雨表。在很多情况下，孩子长病都存在内热上火的情况，而这种内热上火首先出现的症状就是便秘。

　　既然是内热上火的疾病，那治疗方法就是去火。

　　处方：银翘散加减

　　金银花 6~9 克、连翘 6~9 克、荆芥 6 克、蒲公英 6~15 克、鱼腥草 6~15 克、生大黄 3 克、甘草 3 克。（剂量仅供参考，请在医生指导下用药。）

　　方解：金银花和连翘这个大家都很了解，是大多数治感冒的中成药都有的成分，两个都具有清热解毒的作用，对于热证感冒很对路。荆芥可以发汗解表，这个用的量不要太大，因为发汗不是最主要的，发汗是为了让热乘着汗排出去，用得太多发汗太大，水分丢失得厉害反而容易使热更重。蒲公英、鱼腥草，这一对常见的好兄弟，有清热解毒的作用，治疗咽喉肿痛等上火症状很有效。生大黄可以通便泻火，因为很多热证感冒的孩子都有大便干的情况，所以加进去生大黄让大便可以通畅，大便通一分，内热少一分，有利于热证感冒的痊愈。若大便尚通，则可不加。甘草健脾益气，可以缓解前面这些清热药的寒性。

> **中成药：小儿感冒颗粒**
>
> 【成分】广藿香、菊花、连翘、大青叶、板蓝根、地黄、地骨皮、白薇、薄荷、石膏等。
>
> 【适应症】疏风解表、清热解毒。治疗儿童风热感冒，症见发热、头胀痛、咳嗽痰黏、咽喉肿痛等。

以上，就是一个常见的普通感冒的治疗过程。

其他的暑天感冒，就是所谓的中暑，因为空调冷气的普及，孩子当中这种情况并不多见。反而有一年冬天，我竟然见到几个类似中暑的小朋友，我认为这应该和暖气过热有关系，但这种病例很少，我们不过多叙述。

另外，流感也不属于这个体系。流感的症状与肺炎的症状极其相似，流感起承转合的过程跟肺炎也极其相似，见肺炎篇的《小知识》栏目。

实际上，没有绝对的寒证感冒也没有绝对的热证感冒。

寒与热都是并列存在的，只不过有的人可能寒多一些，那我就用祛风散寒的药多一些，但里面肯定也会加一点儿清热解毒的药；有的人热的情况多一些，那我就用清热解毒的药多一些，但里面肯定也会有一点儿祛风散寒的药物。

◉三、感冒的预防

其实，我还是主张以预防为主，等着孩子病了再去用药，孩子难受不说，爸爸妈妈也操心费事。

对于成人，预防感冒的方法很简单：规律的生活习惯，7 小时以上的有效睡眠，健康合理的饮食。

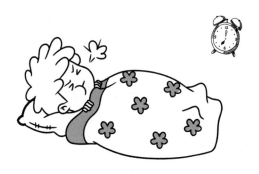

但对于孩子，光做到这些是不够的。

那如何预防感冒？

1. 注意增减衣物

就像前面说的，穿的少吧，怕他冻着；穿的多吧，怕他活动出汗还是冻着。

怎么办？能做的就是多观察，天冷就多穿点儿，活动就减一件。出汗多了就及时更换一件干爽的衣服。

2. 增加户外锻炼

事实证明，与较少参加户外锻炼的孩子相比，经常参加户外锻炼的孩子的免疫力要强一些，患感冒的次数要少一些。不管是散步、爬山还是做游戏，都比在家打游戏强得多。

3. 泡脚

泡脚是可以防治感冒的，你知道吗？

泡脚可以促进血液循环，增加黏膜组织的抗病能力。

每天用 38~42 ℃的水泡脚 10 分钟以上，至两脚泛红，这就是最佳的状态。

感冒初期，可以用艾叶 5~10 克、生姜 30 克煮水泡脚，是可以起到发汗散寒的作用的。泡脚大约 10 分钟，孩子额头会微微出汗，这就是恰到好处的时候了。

> 艾叶、生姜泡脚不仅可以治疗感冒，加入一小把花椒后，还可以抑制真菌繁殖，对脚臭、脚癣也是很有帮助的。

4. 冷水洗脸

这是我最常让孩子们做的。北方冬天冷，空气干燥，患感冒、鼻炎的小孩子特别多，用冷水洗脸，可以让黏膜组织适应寒冷的状态而起到预防感冒的作用。临床上大部分患者的确在使用冷水洗脸后，患感冒或者鼻炎的次数减少了。

四、感冒的饮食建议

1. 神仙粥

古代有这么一个神仙粥，一代一代传下来，甚至都有了歌谣："一把糯米煮成汤，七根葱白七片姜，熬熟兑入半杯醋，伤风感冒保安康。"这神仙粥不仅可以饱腹，还可以治疗受风寒而引起的头痛、肌肉酸痛、食欲不振等。所以，当孩子处于感冒初期时，这粥对孩子是最合适的。

准备：大葱白 7 段、糯米 50 克、生姜 7 片、米醋 50 毫升。

将糯米 50 克冲洗净，加适量水煮成稀粥，再加入葱白 7 段（约 30 克）、生姜 7 片（约 15 克）共煮 5 分钟，然后加入米醋 50 毫升搅匀起锅。

我们在吃了葱姜后都会出汗，那是因为葱姜本身就是发汗解表的药材，也因此加了葱姜的糯米粥摇身一变成了可以治疗感冒的神仙粥。糯米温胃健脾，感冒之后胃口一般都不太好，这时候一碗糯米粥，便是疾病向愈的能量了。之所以加入醋，你想，感冒后实际上是胃口不好的，总想吃一点儿有滋味的饭菜，加醋不仅可以中和葱姜的辛辣之性，更重要的是，让神仙粥变得有滋味，酸则开胃下饭。

2. 紫苏茶

有人说：耿大夫，作为家长我们是很忙的，有没有平时能帮助孩子预防感冒的茶饮呢？

有的，比如紫苏茶。

紫苏性味辛温，归于肺、脾经，有解表、散寒、行气、和胃的功用，可用于风寒感冒、咳嗽、恶心、呕吐这样的病症，适用于风寒感冒初期，或者风寒感冒预防。紫苏叶的味道是微微的香味，很容易入口。

取紫苏叶3~5克，用热水冲泡即可。

1. 大夫，我应该怎样去预知孩子感冒？

多看看孩子的屎盆子，大便是孩子健康的晴雨表。很多孩子在感冒之前都会有几天口臭和便秘的情况，这是他在告诉你：喂，我要感冒了哈，你再不管我你就要请假带我去医院喽。

2. 孩子打喷嚏就是感冒了？

错误。

感冒可以打喷嚏，但打喷嚏不一定是感冒。

所以不要一见打喷嚏就过度用药。

3. 感冒了要给孩子吃有营养的东西增强免疫力？

错误。

你这不是在帮助孩子增强免疫力，而是帮着感冒病菌破坏孩子的抗病能力。

感冒期间，我们提倡易消化、少吃多餐的饮食原则。

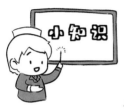

退热贴 no no no

你知道退热贴是什么做的吗？

是高分子凝胶、纯化水、甘油等。它就相当于一条凉毛巾、一个冰块，理论上就是物理降温。

有好多家长经常给孩子贴上退热贴，额头凉凉的。这个退热贴，有一个很虎的全名，叫护脑退热贴。

我不认同。

人体的温度是通过血液、体液循环来达到整体平衡，你把退热贴敷在脑门上，脑门的局部皮肤凉凉的，但身体不还是热吗？你摸着孩子的脑袋，嗯，不烫了，这退热贴真管用。这不是自欺欺人吗？

退热贴只是降低了额头皮肤的温度，不可能降低全身温度，同样也不可能降低大脑的温度。

因此，我对退热贴退热的效果持怀疑态度。

退热贴最多可以起到辅助降温的效果，但效果大小有待商榷。

你可能会说，我家孩子怎么贴着就管用？

很多家长在给孩子用退热贴的时候，都会同时给孩子吃退热药、灌水、轻微发汗。你怎么知道退热不是退烧药的作用呢？你怎么知道退热不是喝水轻微发汗带走热量或者尿液排泄热量造成的呢？你怎么知道不是你家孩子强大的免疫力让自己退热的呢？

什么叫发热呢？发热是热在里面出不来导致的，之所以出不来是因为毛孔闭塞。汗不得出，热就不得出。你想，你发热的时候是不是一阵风吹过来你就起鸡皮疙瘩？因为这是风寒，风寒让毛孔都关闭了。我们怎么样退热？用温热的方法让毛孔再次打开，让汗液带着热走出来。我们所用的治疗风寒的药材，都是辛温的属性。

但退热贴的原理正好相反。贴上退热贴，你的皮肤会更凉，皮肤越凉，毛孔越紧，里热怎么会出来？你当时可能会觉得体表温度降了，但实际上毛孔会收缩得更紧，郁热会更深。短暂的缓解后，发热的状态肯定会再回来，甚至会反扑得更加厉害。对于低热，退热贴尚可以应付，但对于高热、超高热，仅仅用退热贴，只会延误病情。

因此，不要盲目以为退热贴就是退热神器。

那我们应该怎样正确地降温呢？

1. 温水洗澡或轻微发汗

发热就是体内温度高于体外，那就得让体内的热量排泄出来。排泄热量就三种方法：一种是毛孔散热，一种是尿液散热，一种是呼吸散热。

物理降温的方法有两种：一种是冷降温（不推荐），就是用凉的东西冷敷皮肤，降低体表温度，这种情况就是退热贴的原理；第二种就是温降温（推荐），意思就是洗温水澡或者轻微发汗，加速血液循环、皮肤毛细血管的扩张，让热量散发出来。

2. 提供充分的水液

不管是哪种散热渠道，都需要大量的水液作为散热载体和基础。这个时候很容易造成脱水的情况，一定要补充充足的水液。

3. 适当服用退热药

不管是选择中药、中成药还是西药，都只有一个目的——将温度控制在安全线以内，所以选择合适的退热药很重要。同时，我们降温不是为了降温而降温，而是为了快速地恢复和痊愈，所以找出病因对症治疗很关键。

4. 观察孩子的大便

你注意到没有，大部分孩子在发热的那几天大便都不正常，都干燥。你可以想象，体内温度高，消耗了大量的体液，造成大便里的水分少了，那大便就干燥，不容易排出。

如果大便顺利排出甚至轻微的腹泻，是不是就可以起到通腑泄热的效果？

的确是这样。

有的时候，大便通了，热也就自然而然地退了。

因此，多观察孩子发热期间的身体状况很重要。

咳嗽其实是过程疾病

"我的孩子一个月咳嗽两次，一次咳嗽半个月。"

现在动不动就咳嗽的孩子越来越多。我有一个小病号，一个月找我好几次，都是为了咳嗽。

我的诊室里也整天是这样的对话：

"上次开的药没管用吗？"

"管用的，吃完了就治好了啊。"

"那咋还来呢？"

"又犯了啊。"

"上次开的药没管用吗？"

"管用的，吃完了就治好了啊。"

"那咋还来呢？"

"怕又犯了啊。"

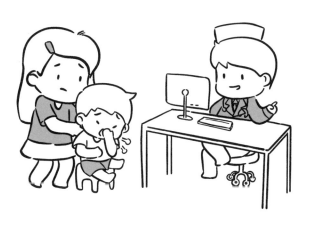

一、了解咳嗽

好多家长如同惊弓之鸟，就怕睡觉前听到孩子咳嗽。

孩子只要一咳嗽，就注定又是一个不眠夜。

咳嗽到底是怎么回事？

其实咳嗽是一种保护性的防御反应而已。

比方说，气管有分泌物（痰液）聚集的时候，你会咳嗽；有绒絮等异物吸入的时候，你会咳嗽。

咳嗽的时候，通过气管震动，可以清除分泌物、异物，预防器官更多的继发性感染。

所以，不要一提咳嗽就恐慌。咳嗽，并没有那么可怕。

而中医对咳嗽的解释是不一样的。

咳嗽是邪气（特别是寒邪）侵袭肺部，造成了肺的宣发肃降不利，形成了咳嗽。

你看，又是肺。你会发现，这一章每一种病都跟肺有关。

我们讲过，肺主气，司呼吸，肺主宣发肃降。

人受了邪气影响，让肺原本的功能失职，吸进来的自然界清气无法下降，体内的浊气无法呼出来，气冲击气道就形成了咳嗽。

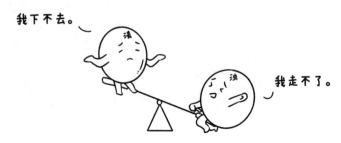

导致咳嗽的原因有很多,比如说我常见的——受凉了。

有很多书籍把咳嗽分为风热、风寒、风燥等,这样对吗?

对的。

但是,经过这么多年的临床,我对咳嗽有了另一种认识。

我见的更多的是一个咳嗽发生、发展、向愈的过程。

我们以受凉为例。

你回顾一下,过程都是从"别人不觉得冷、你忽然觉得有点儿冷"那一刻开始,然后出现鼻塞、声音变浊、流涕、咽痛、轻微头痛,再然后发热、咳嗽加重、有白色泡沫样痰、嗓子疼加重。你再往下想,之后的过程呢,咽痛仍然存在,咳嗽慢慢少一些,有时候黄色痰有时候白色痰,然后痰慢慢变黄、变浓、变少。

我们再举个例子,你喝水少,上火了。

前一天开会说话说太多了,嗓子干得嗷嗷的,会怎么样?会忽然有那么一天你不太活跃了,没有精神、想睡觉,出现咽干咽痛,然后出现咳嗽,咳嗽慢慢地加重,出现黄痰,再然后痰变得又少又浓,然后成了一天几声的干咳。

再去想,你吃多了。吃了好多垃圾食品,这种咳嗽又是怎么一个过程?

你会嗓子疼,伴随着怕冷,发热症状开始出现,同时咳嗽慢慢地加重,痰呢有时候黄色有时候白色,反正就是咳个不停。之后,退热,咳嗽变轻,痰变黄、变少。

比如说宝妈最头痛的支原体感染。这是怎么一个过程?

首先怕冷、发热,发热几天,伴随咳嗽、咽痛,甚至炸裂感的咽痛，之后，在拉锯战似的发热反复几天后，热慢慢退下，精神开始好转，咽痛慢慢减轻，咳嗽减少，痰开始变黄，之后痰变浓、变少。

你有没有发现一点，这都是一样的过程啊，都是寒—热—向愈的这个过程。

而不同原因的咳嗽都只是从不同的起点开始走完这一过程而已。

这简直就是一条生产线上生产的不同规格的商品嘛。

所以，就像治疗感冒那样，我们需要辨症状、分阶段进行治疗。

因此，治咳嗽就是要抓住它的节点，判断咳嗽所处的发生、发展、向愈过程里的不同阶段，并相应用药。

所谓的风寒、风热、风燥咳嗽，你有没有注意，前提都是风。在风这个主要邪气的基础上，掺杂了寒、热、燥等邪气。

就好像在原材料中加入不同的添加剂，不同的添加剂可以生产出不同样式的商品，而风邪掺杂进不同的附加邪气，则可以让你的咳嗽快进到某个阶段。

因此，通过这么多年的临床，我发现，对于咳嗽的过程，从发生到向愈，都是一样的。之所以有的人好得快，有的人好得慢，是因为每个人免疫力不同，也就是正气强弱不同。中药，或者医生，只不过起到了一个帮助正气对抗邪气的作用，让症状减轻，让这个过程快速过去。

而真正治好自己的，永远都是自己。

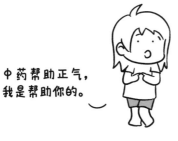

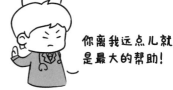

◎ 二、咳嗽的治疗方案

咳嗽是可以分为三个阶段的。

1. 初期寒证阶段

症状：咳嗽次数多，声音清亮不深不沉闷，白天、晚上都咳嗽，甚至有一些孩子会咳嗽得呛吐。有白色痰、泡沫样痰。

有的孩子不会吐痰，别说孩子了，有的成人都不会吐痰。这个时候，你可以根据他的鼻涕来判断，打喷嚏出来的鼻涕也是清水透明样的哦。

孩子会哭闹说身上疼、头痛，你不要指望他会明确告诉你哪里疼。

我来告诉你，额头、后脑勺、后背、腿、肚子，这些都是孩子身体酸痛最容易发生的地方。

这种身上疼、头痛的情况，都是由于风邪侵袭造成的，当受到较严重的风邪侵袭的时候还会出现发热、怕冷、寒战的情况。

这个阶段啊，是风邪入肺的初期，肺气被郁，你可以理解成风邪把肺困住了，严严实实的，让肺无法舒展。你想，身体被束缚，肌肉不得伸展，那肯定肌肉疼痛。

前面讲过，肺的作用是宣发肃降，管全身水液的循环。

宣发，就是将水液散布全身。肃降，就是将多余的水液输入膀胱，排出体外。全身的水液要从肺走一遍，听从肺的指挥去往该去的地方。

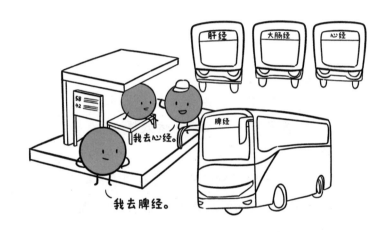

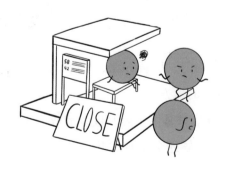

当肺无法正常行使功能的时候，身体水液代谢也就失常了，停留在肺的水液，时间长了就是痰。

这个时候是以寒证为主，你说没火吧，不可能。孩子是纯阳之体，啥事没有都能上火，更别说这时候了，所以你可能会观察到孩子出现舌红、咽红的情况。

处方：止嗽散加减

蜜紫菀 6~9 克、蜜款冬 6~9 克、蜜百部 6~9 克、荆芥 6~9 克、陈皮 6~9 克、清半夏 6~9 克、炒苦杏仁 3~6 克、黄芩 6~9 克。（剂量仅供参考，请在医生指导下用药。）

方解：蜜紫菀、蜜款冬、蜜百部入肺经，都有润肺止咳下气的作用，是治疗咳嗽的三驾马车。荆芥同样入肺经，疏风解表。陈皮理气健脾化痰，清半夏燥湿化痰，炒苦杏仁止咳化痰平喘，是我治疗止咳化痰平喘最常用的三兄弟，从咳嗽到哮喘都很好使。黄芩清热泻火。

> 明明是寒证咳嗽，为什么还要加入寒性的药材呢？因为你不知道你家孩子会不会在治疗期间积食上火，因为孩子的疾病变化速度相当快，你也保不齐你家孩子的寒证咳嗽不会进展到寒热错杂阶段。

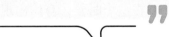

对于药方里这种多数药材都是辛温的情况，应该适当加入一点儿苦寒的药物来制约一下，保持方子的平衡，也预防孩子的疾病往下发展。

中成药：通宣理肺丸

【成分】紫苏叶、前胡、桔梗、苦杏仁、麻黄、甘草、陈皮、半夏（制）、茯苓、枳壳（炒）、黄芩等。

【适应症】解表散寒、宣肺止嗽。治疗感冒咳嗽、发热恶寒、鼻塞流涕、头痛无汗等。

2. 中期热证阶段

症状：咳嗽频次逐渐增多，且白天咳嗽次数要明显多于晚上，早晨第一口痰大部分是黄色痰，日常的痰以白色为主，稍微掺杂一些黄色甚至黑色痰，基本没有头疼，没有肢体酸痛，没有喷嚏，流鼻涕不严重。口干口渴，咽喉红红的，舌头尖也红红的。大便开始变得不规律，要么不拉，要么干燥。

这个阶段是邪气入里的过程，也可以看作是由寒变火的过程。

有很多时候，第一阶段出现的时间很短，可能是好几天，可能是一上午，甚至一个小时，就立马过渡到了第二个阶段。

所以，不是没有第一阶段，而是你经历了但你没有注意。

在这个时候，身体出现细微的变化，上火的苗头慢慢地开始出现，上火的症状也开始一一表现出来。有一个很好的词来形容这种又有寒又有火的情况，叫外寒内热，寒热错杂，很是恰当。

这种上火的出现有三种可能性：一是自身就火大，虽然受了风寒之邪，但内火旺盛，形成了外寒内热；二是风寒之邪停留时间太久，身体正气与之交争不断，慢慢地形成了火；三是感受了风热之邪，也就是说，既有风邪又有热邪，风为主，热为辅。比如说，大夏天你没有带水去爬山，爬到山顶，口干舌燥，额头微微地出着汗，小风一刮，回家你就会出现风热咳嗽了。

风热感冒呢，就是以热为主，但都会多多少少带一些风邪、寒邪。

处方：桑菊饮加减

桑叶 6~9 克、菊花 6~9 克、浙贝母 6~9 克、黄芩 6~9 克、炒苦杏仁 3~6 克、荆芥 6~9 克、梨子皮半个。
（剂量仅供参考，请在医生指导下用药。）

方解：桑叶、菊花入肺、肝经，可以疏散风热、清肺止咳，浙贝母有清热化痰止咳的作用，黄芩清肺热，四味药连用治疗肺热咳嗽最为合适。炒苦杏仁一方面止咳平喘，一方面还能通大便，给内热又创造一条出路。荆芥祛风解表，治疗风邪。梨子水分很大，本身有滋阴、清肺降火的作用，所有的果皮又有收敛的作用，加入梨子皮，能滋阴润肺又能收敛止咳，一举两得。

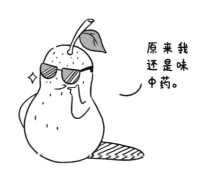

原来我还是一味中药。

中成药：小儿肺热咳喘颗粒

【成分】麻黄、苦杏仁、生石膏、甘草、金银花、连翘、知母、黄芩、板蓝根、麦冬、鱼腥草等。

【适应症】清热解毒、止咳化痰平喘。用于感冒、支气管炎、喘息性支气管炎、支气管肺炎属痰热壅肺证者。

3. 邪气不得出，正气不得复，寒热错杂阶段

症状：在这个阶段，咳嗽不深了，听着很浅，感觉就在喉咙边似的。早晨或者入睡前咳嗽多一些，跑起来咳嗽多一些，基本没有痰，或者极少量的痰，晨起黄色多一些，其他时间白色多一些。可能会有咽喉红、舌头红的症状。孩子吃饭正常，睡觉正常，精神头正常，没有其他不适的感觉。

这个阶段就是尾声了，但有一些孩子的尾声去得快，几天就好了；有一些孩子的尾声去得慢，一两个月好不了。

这些取决于身体的免疫力和生存的环境是否舒适。

如果你生活的地方空气脏，家里灰尘多，天天吃大鱼大肉，那孩子的咳嗽很难好利索，所以现在慢性咳嗽的孩子那么多。

那我们应该怎么做？

第一，也是最主要的，就是创造一个良好的恢复环境。既然大环境不合适，那我们就尽力创造一个合适的小环境。

比如经常打扫卫生，比如使用新风系统或者空气净化

器或者其他一系列除螨除尘的电器。

第二，要照顾好孩子的衣食住行，比如进门脱衣出门穿衣，比如清淡且周全的营养搭配。

第三，代茶饮。

你可以观察你家孩子，根据他的具体症状来使用前两个处方，但如果你发现卡在了最后向愈这个关节上，咳嗽来回反复，此时，代茶饮就上线了。

取桔梗3克、甘草3克、菊花3克、木蝴蝶3克，用热水冲泡即可。

桔梗甘草汤是尊为医圣的张仲景治疗咽喉疾病、上呼吸道感染最好用的方子之一，清热祛痰利咽；菊花清肺火止咳；木蝴蝶清肺利咽和胃。

这个方子不仅可以治疗咽喉微痛有痰不舒服，轻微咳嗽，还能预防生病造成的消化不良。不管是对孩子，还是对成年人，都是一张效果相当不错的小处方。

也因此，它是我临床上最常开立的代茶饮方子之一。

三、咳嗽的饮食建议

实际上，除了中药汤和代茶饮，我们生活中很多的饮食药膳，也是可以治疗咳嗽的。

1. 烧橘子

烧橘子操作起来很简单，就是将橘子串在金属筷子上，然后放在火上烤，烤到橘子皮发黑即可。剥皮，趁热将果肉吃掉，建议橘络一并吃掉。一天吃一到两个，可以起到化痰止咳的作用。烧橘子不仅对于寒证咳嗽有一定治疗效果，而且口感不错，对于喝不下中药的孩子来说是一个不错的选择。

此外，感冒篇提到的紫苏茶不仅可以治疗寒证感冒，对寒证咳嗽也是很有作用的。

2. 茄子把煮水

如果孩子处在以黄痰、咽痛为主的热证咳嗽阶段，可以用茄子把煮水来治疗。选用4~5个紫色的长条茄子，取茄子把，洗净后放入冰箱冷冻半天，取出入锅中，倒入300~500毫升的水，煮沸后5分钟即可，取其水喝。这个没有量的限制，一般一天喝1~2次。茄子本身属于凉性蔬菜，具有清热解毒消肿的作用，冰箱冷冻一下，加强其清热的作用，对于热证咳嗽是有一定的辅助治疗作用的。此外，对于牙齿肿痛、痔疮等都有效果。

3. 川贝陈皮梨子水

如果孩子处在寒热交争的第三阶段，那以上两个食疗方案就都不合适了，此时，你需要的是川贝陈皮梨子水。取川贝母3~5克、陈皮10克、梨子1个。将梨子洗净带皮切块，放入锅中，小火炖煮1小时，加入冰糖饮用即可。川贝母入肺、心经，清热润肺、化痰止咳；陈皮健脾理气化痰；梨子滋阴润肺。对于咳嗽向愈阶段，这是最合适不过的药膳饮品。

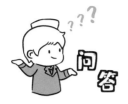

1. 如果不发烧，咳嗽就不需要管？

错误。

虽然说咳嗽是人体的主动防御手段，但需要及时有效的处理。

再就是，不建议盲目使用镇咳药和祛痰药。

2. 是不是吃抗生素，咳嗽会好得快一些？

错误。抗生素只针对细菌管用。

如果是过敏、病毒造成的咳嗽，再用抗生素就是给和尚送梳子——无用。

但是，不管是哪一种情况造成的儿童咳嗽，中医中药的作用要明显很多。

3. 大夫，我家孩子*咳嗽期间可不可以喝牛奶、吃鸡蛋？

在不过敏的情况下，可以适量吃。

但是，在咳嗽期间，孩子的肠胃消化功能下降，对于一些高蛋白的东西不容易消化。所以，虽然说牛奶、鸡蛋是孩子重要的营养来源，但是作为家长你还需要清楚一点，生病期间要让孩子的肠胃所能吸收消化的量＞孩子的营养需求量。否则，过多的牛奶鸡蛋可能会给孩子造成肠胃负担，助长邪气，反而不利于孩子的疾病痊愈。

爸爸妈妈畏惧的对手——肺炎

"如果我们是鱼，是不是就不会得肺炎了？"

"嗯，你会得腮炎。"

很多家长都有这样的感叹：

很多孩子生病是有步骤的，第一阶段不爱吃饭，第二阶段打呼噜、嗓子疼，第三阶段开始咳嗽，第四阶段要么痊愈要么症状加重。

的确是这样。

一、了解肺炎

每一种疾病的起承转合都是有规律的，而我们认识到这个规律性并加以干预，这就是预防的作用。

比如说肺炎。

肺炎，就是病原体直接侵袭肺脏而引起的肺部炎症。包括发热、咳嗽、气促、呼吸困难等症状。

大部分肺炎在前期都会有一定的表现，也就是说，我们是可以预料的。

在肺炎这种疾病上，充分地显示出中医与西医对疾病认识的不同。西医认为肺炎是病菌直接感染肺脏导致的炎症；而中医则认为肺炎是邪气从表入里，慢慢加深的一个

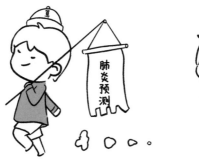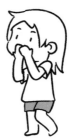

渐进过程。因为中医研究的对象是整体，看的是咳嗽发生、发展过程，所以没有根据不同器官的炎症叫气管炎、支气管炎、肺炎，而是统一叫肺热或痰喘病，较为严重的叫肺痈。因此，肺热、痰喘是从轻到重、从表入里的一个过程。

比如，发病初期孩子都会食欲下降、活力下降，不想吃饭，不想动弹。

邪气（多半是风邪）初入体内，影响了正常的身体代谢，使正常的人体规律紊乱，这个时候就会出现该活动不想活动、该吃饭不想吃饭这种和往常不一样的紊乱状态。

身体发现了异样，开始重新调配气血来加强防御。

此时呢，桂枝汤、麻黄汤、桂枝柴胡汤，这些方子都是可以用得上的。

结果你大意了，你没有管。

邪气就进入了第二步。邪气开始作祟，正邪展开激战，于是出现了风寒感冒最常见的症状——咽喉肿痛。也因此，孩子晚上可能会有打呼噜的情况。孩子打呼噜和成人还是不太一样的，孩子大多是由于鼻黏膜肿大、腺样体肿大、扁桃体肿大而造成的气道改变，从而出现了打呼噜的情况。

这个时候，用葛根汤、银翘散、桂枝柴胡汤也起作用。

结果，你还是没有管。

于是，邪气进入了第三步。邪气影响到肺的气机升降，造成了咳嗽。有的伴有痰，有的没有痰，有的痰是白色泡沫样，有的痰是黄稠状，这些都是正邪交争、进进退退的表现。

这个时候，用小青龙汤、桑菊饮都是有效果的。

结果，你仍然没有管。

最终，邪气到了第四步，出现了高热畏寒、身疼气促、咳嗽不断甚至呼吸困难的症状，出现了肺炎的情况。

中医认为：肺为娇脏，肺为华盖。意思是肺很娇嫩，容易长病。华盖就是古代战车上的大伞。也就是说，肺起到了遮风挡雨的作用。

如果把内脏比作邻居，那肺就是住在顶层的那一户。

因为肺遮风挡雨的特性，所以最容易感受邪气。

风邪侵袭肺部，肺气郁闭不畅，就像一个人生闷气发不出来，他就憋着，早晚会发泄出来。

肺也是一样，不得畅通，就会发热，就会咳嗽，就会憋喘气促。

这个时候会生痰，不同的病程会出现不同的痰色，但不管怎样，这种痰会加重肺气的不畅通，使火憋在里面不容易发出来，这就是肺炎。

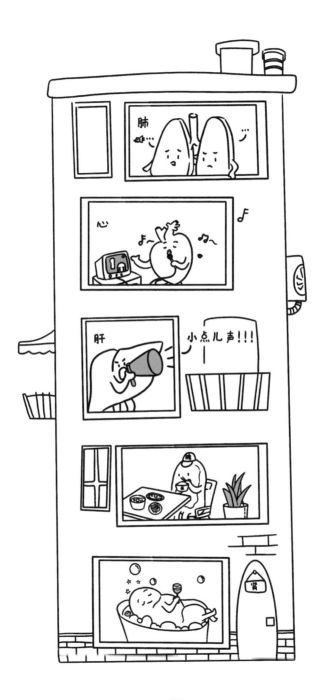

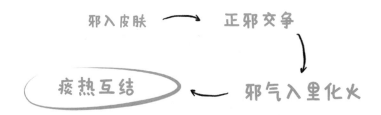

◎ 二、肺炎的治疗方案

中医对肺炎，有自己的一套分型和治疗体系。

1. 寒证阶段

初期的肺炎（第一步、第二步）实际上都是风寒型，但这个时间段很短，症状也跟寒证感冒的症状一样，所以可以按照风寒感冒的治法来治疗。

2. 寒热错杂阶段（寒包火）

这个外寒内热型是从风寒型的症状进一步发展而来的（第三步）。风寒逐步入里化热，造成了外面寒但里面热的寒包火形态，也就是我最常见的一种肺炎形态。

症状： 发热甚至是高热，不吃退热药就不出汗，咳嗽（嗷嗷咳，听着挺深，咳嗽比较频繁），痰是白色或者黄白相间的，听诊肺部湿啰音，舌头红特别是舌尖红，脉浮数。

处方：**大青龙汤合小柴胡汤加减**

蜜麻黄 6~9 克、桂枝 9~15 克、生石膏 15~30 克、炒苦杏仁 6~9 克、清半夏 6~9 克、蜜紫菀 6~9 克、蜜款冬 6~9 克、柴胡 6~9 克、黄芩 9 克、水牛角 1.5~3 克、甘草 3~6 克、生姜 2 片、大枣 1 个。（剂量仅供参考，请在医生指导下用药。）

方解：蜜麻黄、桂枝发汗散寒，让寒散开，给里热让出一条通道。生石膏性寒凉解里热。炒苦杏仁和清半夏止咳化痰平喘，蜜紫菀和蜜款冬止咳化痰下气，这四味药材可以治疗很多类型的咳嗽。

小孩子的发热和成人的不太一样，有两个特点。一是发热不定期，在很多情况下白天轻晚上重，或者定时发热。在中药中，有这么一个方子，既可以治疗这种不容易好的反复发热，又可以治疗胸满胸闷（正巧肺炎的症状不就是胸满胸闷吗），它可以起到一举两得的效果，那就是小柴胡汤。柴胡入肺、肝、胆经，疏肝解郁、和解表里；黄芩清热解毒，去肝火、肺火，与柴胡相得益彰。二是发热时温度升得很快。39℃、40℃都是很常见的，这个温度很容易诱发高热惊厥，一旦真的高热惊厥家长立马就手忙脚乱了。为了避免发生这种高热惊厥，方子里加了水牛角，这味药材有清热、凉血和止痉的作用，可以强

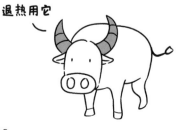

退热用它

制退热，又可以预防惊厥。甘草、生姜、大枣保护肠胃，辅助发汗。

> 中成药：小儿肺热咳喘颗粒

3. 痰热互结阶段

如果初期肺炎的风寒没有治好，邪气入里，就会引发内热。当内热越来越大的时候，有可能风寒自己就慢慢消退了，只留下内热在肺中，内热会灼伤津液，使痰越来越多。最终，形成了痰热互结的形态（第四步）。

*症状：*发热，吃了退热药温度能低一点儿，过了药效立马就反弹，咳嗽很重很深，痰是黄色、黄绿色，孩子可能会有呼吸急促的情况，听诊肺部湿啰音，嗓子红，舌头红，没有舌苔或者舌苔厚腻，食欲不振，精神萎靡，脉浮滑。

> *处方：*麻杏石甘汤合小陷胸汤加减
>
> 蜜麻黄 6~9 克、生石膏 15~30 克、炒苦杏仁 6~9 克、甘草 3~6 克、浙贝母 6~9 克、瓜蒌 9 克、黄连 6~9 克、葶苈子 6~9 克、蜜紫菀 6~9 克、蜜款冬 6~9 克、水牛角 1.5~3 克、大枣 1 个。（剂量仅供参考，请在医生指导下用药。）

*方解：*麻杏石甘汤是治疗肺系疾病很常用的一个方子，特别是对于伴有发热状态的呼吸系统疾病，是首选方剂。蜜麻黄发汗解表、宣肺平喘，生石膏清热解毒泻火，炒苦

杏仁祛痰止咳平喘，加上甘草缓和药性，这四味药聚在一起就是一个专门治疗肺部感染发热的特种部队。一方面蜜麻黄、生石膏配伍治疗恶寒发热，一方面蜜麻黄、炒苦杏仁配伍止咳平喘，一方面生石膏和炒苦杏仁配伍治疗肺热咳嗽，各有分工又互相依靠。浙贝母、瓜蒌清热化痰，黄连清热解毒，葶苈子清肺热平喘，对于那种黄痰、不容易咳出的痰热，这四味药是最好使的。蜜紫菀、蜜款冬是治疗咳嗽的绝配，不论寒热，都可以使用。水牛角辅助降温。因为葶苈子、黄连有刺激肠胃的副作用，所以加入大枣来保护肠胃。

中成药：清气化痰丸

【成分】黄芩（酒制）、瓜蒌仁霜、半夏（制）、胆南星、陈皮、苦杏仁、枳实、茯苓。

【适应症】清肺化痰。用于痰热阻肺所致的咳嗽痰多、痰黄稠黏、胸腹满闷。

对于肺炎的治疗来说，西医有西医的好处，中医有中医的优势。

你可能听说过很多种肺炎，大叶肺炎、支气管肺炎、支原体肺炎等。

但中医不一样，不管是什么病菌、什么部位，我只看你疾病所处的阶段，只观察你现在所表现出来的症状。根据这些来进行辨证论治，以不变应万变，这种方式更容易让家长们接受和掌握，更容易去了解自家孩子的体质。

那在家中出现什么症状才怀疑是肺炎呢？

（1）高热，持续高热。吃了退热药就象征性地退一点儿，药效一过就热回去。

（2）呼吸比往常快，偶有胸痛，精神萎靡。

（3）咳嗽一天比一天重，一天比一天深，家里没有听诊器，将耳朵贴孩子后背上能大概听到呼啦啦风箱似的声音。

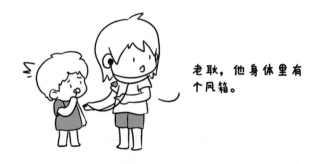

老耿，他身体里有个风箱。

但如果你家孩子用药后仍持续高热，或咳喘加重，呼吸加快，那就建议医院就诊。

◎ 三、肺炎的预防

预防肺炎的方法有许多，但真正管用的也就三条。

1.接种疫苗

并不是说打了疫苗就一定不会得肺炎，但是，注射疫苗的孩子的确患肺炎的概率要小，且患重症肺炎的概率要小很多。

2. 锻炼身体

锻炼身体增强体质对孩子来说很重要。你想，同样是细菌感染，为什么人家孩子就只是普通咳嗽，而咱家孩子就是肺部感染呢？问题还是出在体质上。没事多吃点儿有营养的，多吃点儿健康的，多运动，多睡觉，比乱补那些药片要强得多。

3. 避免传染

在病毒性感冒多发的时候，尽量少去人聚集的地方，或者秋冬季节，注意添加衣物。有的时候因为你的疏忽让孩子长病了，看着孩子做雾化、打针、吃苦药的样子，你真的会内疚。

肺炎的饮食建议，和咳嗽的基本一致。在不同的阶段，有相对应的饮食建议。

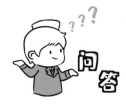

1. 诊断是否患有肺炎要做哪些检查？

大部分情况，根据听诊器，再加上血常规和胸片，就可以诊断肺炎了，当然做痰培养和药敏，对用药会更加具有指导性。但如果是重症肺炎，那么需要检查的项目就多很多了。

2. 治疗肺炎一定要使用抗生素吗？

不一定，针对细菌性肺炎、支原体肺炎等我们考虑使用抗生素，同时，90%的轻症肺炎可以选择口服药物治疗。同时，像雾化、抗病毒药、中药等都是临床治疗肺炎的常用选项。不论病毒还是细菌，不管是否存在喘息还是呼吸急促，中药都可以全程应用。

3. 大夫，感冒和肺炎有什么区别？

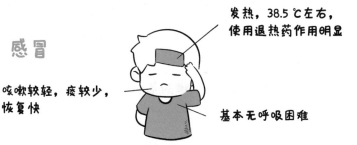

感冒

咳嗽较轻，痰较少，恢复快

发热，38.5℃左右，使用退热药作用明显

基本无呼吸困难

能吃能喝能玩，即使发热可能会萎靡不振，退热后该皮还是皮

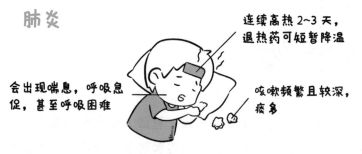

肺炎

会出现喘息，呼吸急促，甚至呼吸困难

连续高热2~3天，退热药可短暂降温

咳嗽频繁且较深，痰多

食欲下降，精神萎靡，乏力嗜睡

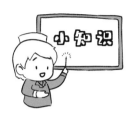

流感

流行性感冒简称"流感"，是由于流感病毒引起的一种急性呼吸道疾病。

流感一般在深秋、冬天、初春的季节常见，你看，这都是天气较冷、空气干燥的季节，这种湿度低、温度低的环境，正好是病毒存活的温床。而对于人类，低湿度和低温度恰恰降低了人们的抗病能力，破坏了黏膜的保护屏障，再加上冬天大家都喜欢关着窗户聚在一起，这就给流感的流行创造了条件。

流感与普通感冒相比，症状要猛烈一些，如持续高热、头痛、肌肉痛，自己感觉乏力，伴有咽痛、鼻塞、咳嗽等。发热可能会持续 3~4 天，而上呼吸道的症状可能会持续 10 天以上。

普通感冒

- 恶寒发热
- 咳嗽
- 流涕
- 咽痛

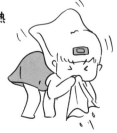

流感

- 畏寒高热
- 乏力
- 头痛
- 咽痛
- 鼻塞流涕
- 咳嗽

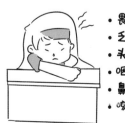

孩子、老人、孕妇或者有慢性疾病的人群是流感的高发人群，因此，学校、幼儿园和养老院容易暴发流感疫情。

中医对于流感的治疗，其实跟治疗肺炎的方子很像，大青龙汤、麻杏石甘汤等，都是很常用到的。

我经常给学生讲，中医看病，你要学会忘记。忘记什么？忘记病名，忘记你潜意识里对疾病的西医认识，只关注症状，找出病因，学会用中医的思维去思考问题。

那你会发现，流感的症状与肺炎的症状极其相似，流感起承转合的过程跟肺炎也极其相似。

也因此，治疗起来就没有那么难了。

那在中国历史上，有什么预防流感的小方法吗？

唐代医学家孙思邈的《千金要方》中有佩"绛囊"，"辟疫气"的说法，而"辟疫气"，就是预防流感。

孙思邈预防疫气的方法就是佩带香囊。

《山海经》中讲，熏草"佩之可以已疠"，意思是佩带熏草有预防疫气的作用，《本草纲目》中也有"闻香治病"的记载。这都说明，芳香类的药材本身就有化湿醒脾、辟除秽浊疫疠之气、增强正气的作用。

谁都喜欢闻香香的东西，闻香香的东西就是神清气爽。

佩带一个香囊，也就是这个道理。芳香类药材挥发油中有抗菌、抗病毒的作用，同时你的心情也会明媚，那抗病能力自然也有所提高，这就对疫疠之气有了防备作用。

告诉你一个我用的香囊处方：艾叶5克、苍术5克、佩兰5克、藿香5克、白芷5克、丁香5克。

将以上药材打粉，装入小的无纺布袋子，然后外面套上你喜欢的香囊包，这就完成了。

给你家孩子挂在胸前、腰间，不仅是一个很美观的饰品，还可以防蚊虫叮咬、防疫气，何乐不为呢？

（温馨提示：过敏体质、孕妇不建议佩带香囊。）

肺炎支原体感染

说到肺炎，就不得不讲一下肺炎支原体感染。

这个肺炎支原体，估计家长都跟它打过交道，给它的评价也基本一致：猛烈，难缠，易反复。

前几天一位家长来找我，说：我孩子病毒性感冒了，得了支原体肺炎了。

实际上，这位家长说的是错误的。我来纠正一下，感冒和肺炎是两回事：一个是侵袭上呼吸道，一个是直接侵袭肺部。而且，支原体不是病毒。

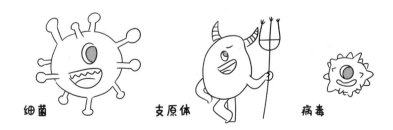

细菌　　　支原体　　　病毒

支原体是介于病毒和细菌之间的一种致病微生物。其中肺炎支原体是我们最常见的一种，也是造成儿童呼吸道感染的诸多原因之一。虽然我们把它归为宽泛的细菌类别，但是它与普通的细菌是不一样的。

肺炎支原体感染起病缓慢，症状有恶寒高热，温度可达 39 ℃，且不容易退热，有的时候发热可达一周左右，头痛、咽痛、肌肉酸痛、咳嗽、乏力、食欲下降等。

讲到这里你有没有发现，不管是普通感冒，还是咳嗽、肺炎，不管是流行性感冒还是肺炎支原体感染，它们的发病症状都是相似的，只不过在症状严重程度和疾病持续时间上有所不同。

西医对于肺炎支原体感染，需要用阿奇霉素、红霉素，但是有可能会引起胃肠道反应。

而中医呢，不管上面所提到的哪一种病，我们都认为是外感邪气的一种，针对邪气在人体发生的不同反应进行对症治疗，万变不离其宗，这就是中医的治疗方法。

对于肺炎支原体感染的治疗方法，可以参见肺炎篇。

谁说哮喘治不好

"大夫，我担心孩子运动多了会诱发哮喘，可不可以给我开一个体育课的免修证明？"

"大夫，是不是养狗可以预防孩子哮喘？"

"大夫，哮喘到底能不能治好？"

一提到哮喘，家长们首先想到的就是长大以后天天要吸药，一活动就累甚至上楼梯就喘。

实际上不是这样的，你说的症状是老慢支、慢阻肺、肺心病，这和孩子们的哮喘关系不大。

那孩子们的哮喘又是怎么回事？今天，我来为大家解答一下。

◎ 一、了解哮喘

哮喘全名叫支气管哮喘，有咳嗽、喘息、胸闷、气促的症状。

哮喘的发生呢，是由于气道的慢性炎症使气道腔变窄，致使气流通过气道速度变慢造成的。由于无法获得足够的氧气，这个时候大脑就会命令气道增加呼吸频次、幅度，以达到吸入氧气和排二氧化碳的目的，这样就会出现憋喘胸闷、气促咳嗽的情况。

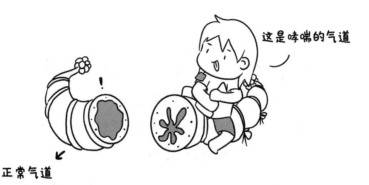

这是哮喘的气道

正常气道

　　就好像窗子打开，风很容易吹进来，但是窗子只开了一点儿缝，风吹进来会发出呼呼的声音一样。气道腔变窄后，气流快速通过也会产生这种声音，且在呼气时更加明显，这就是哮鸣音。而整个过程，就是所谓的哮喘。

　　你看这是在一个过程中发生了连锁反应。

　　那中医又是怎么看待哮喘的呢？中医不从局部出发，而是从整体出发。

　　我们讲，哮喘，病在肺，根在脾，痰是催化剂，寒是诱因。

　　什么意思呢？哮喘病表现出来的，都是肺部的问题，咳嗽啊，喘息啊，胸闷啊，这些都是肺部的问题。

　　当一个哮喘长时间发作，那肯定有免疫力低下的情况，那就是脾虚的问题。你可能会问：为什么有很多人哮喘是肾虚呢？你说的这是成年累月的老哮喘病人。儿童或青壮年大多数都还没到那个地步。

　　痰是催化剂，不管是咳嗽、肺炎，还是哮喘，大多数都伴随着痰，我们根据痰的颜色来判断疾病的转归。

轻的是一种痰，往深里走的、越来越严重的是一种痰，向愈的又是一种痰。

所有呼吸系统疾病都伴随着痰。因为痰本身就是一种水液，我们讲肺主行水，当哮喘咳嗽的时候，肺气不降，那肯定就水液运行失常，多多少少都有痰。

我们前面讲过，肺为华盖，相当于一把大伞，其他脏腑都在其下面，所以，肺很容易受到风寒的侵扰。

肺受了风寒，人有可能会咳嗽，有可能会得肺炎，有可能会咽痛，也有可能会哮喘。

所以，风寒不仅是哮喘的诱因，也是大多数肺系疾病的诱因。

◎ 二、哮喘的治疗方案

这么多年的临床，我发现一个问题，每一种肺系疾病都有一样的过程，都有发作、加重、向愈或正邪交争的过程。而我们所谓的寒热阶段，都指的是其所处的疾病阶段。

所以这个哮喘也不例外。

它是怎么一个过程呢？

1. 寒证阶段

这是一开始哮喘的表现，也是中医最擅长、中医科最常见的一种哮喘类型。

除了过敏，剩下的哮喘基本都是在受风寒之后才会发作的，这个风寒不一定就是感冒流鼻涕，有时候一阵小风吹过来也会引起哮喘。

这个时候，基本都是以受风受寒的症状为主。

症状：发病急，呼吸急促，咳嗽有痰鸣，憋喘，症状在晚上或者寒冷下加重，伴有畏寒、流清涕、清稀泡沫样痰，舌红苔薄白。严重的可能会出现憋喘重、面色苍白、口唇青紫、大汗淋漓的情况。有很多原来就有哮喘病史的人这个时候可能会有乏力的情况出现。

处方：射干麻黄汤加减

蜜麻黄6~9克、射干6~9克、蜜款冬6~9克、蜜紫菀6~9克、清半夏6~9克、五味子3~6克、细辛1.5~3克、甘草3~6克、紫苏叶6~9克。（剂量仅供参考，请在医生指导下用药。）

方解：蜜麻黄宣肺散寒、止咳平喘，是治疗呼吸系统疾病的常用药，临床常见的风寒感冒、风寒咳嗽、风寒哮喘都需要用它。射干性味苦寒，入肺经，清热解毒、利咽消肿、止咳平喘。蜜款冬与蜜紫菀，均味辛苦而性温，又都归肺经，具有润肺下气、止咳化痰的功效。两味药材就像亲兄弟一样，经常一起配伍使用，对于咳嗽，不管虚实寒热新旧，都可应用。清半夏化痰效果最好，可以说见到痰就想到清半夏。中药学认为酸而收敛，哮喘很大程度上是肺无法让气沉下去，气都浮在了上面，这个时候需要用一些酸性的药物来收敛一下，而五味子正好起到了这个作用。细辛有温肺化痰、通窍止咳的作用。加上细辛，一方

面可以辅助蜜麻黄发汗，一方面与五味子配伍，一开一阖，让肺部功能运转起来。甘草可以调和各种药物发挥作用，又可以让药汤更好喝一些。紫苏叶，大家应该很熟悉，有很多的烤肉店里有紫苏叶。它可以散寒理气和胃，能缓解哮喘发作时的喘息，同时也可以调节肠胃功能。

如果你感觉孩子同时有点儿积食或者本来就是那种容易上火的体质，可以加上黄芩、蒲公英等清热解毒的药材；如果患者本人免疫力较差，或者有明显的气憋、没力气的情况，可以酌情加入黄芪、党参以补气健脾。

中成药：小青龙颗粒

【成分】麻黄、桂枝、白芍、干姜、细辛、甘草（蜜炙）、法半夏、五味子。

【适应症】解表化饮、止咳平喘。用于风寒水饮、恶寒发热、无汗、喘咳痰稀。

2. 热证阶段

当风寒侵袭的时候没有拦住，肺气不降，痰不得清，造成郁而化火。这就像城墙被敌人攻破了，战情进入了白热化。

症状：这个时候很多上火的症状就开始出现。咳嗽（深咳），有哮鸣音，听着就像拉风箱似的，有痰不容易吐出来，黄白相间或者黄色痰，咽痛。有时候有畏寒、发热等症状。舌红，无苔或者厚苔，脉滑。

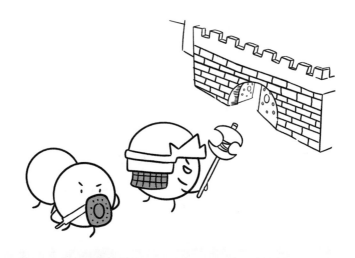

处方：定喘汤加减

蜜麻黄 6~9 克、白果 6 克、紫苏子 6~9 克、炒苦杏仁 6~9 克、清半夏 6~9 克、蜜紫菀 6~9 克、蜜款冬 6~9 克、桑白皮 9~15 克、黄芩 9~15 克、甘草 3 克。（剂量仅供参考，请在医生指导下用药。）

方解：蜜麻黄宣肺平喘，白果敛肺平喘，两味药材一散一收，调节肺气的升降功能。紫苏子、炒苦杏仁、清半夏、蜜紫菀、蜜款冬都可以降气平喘，止咳祛痰。而桑白皮泻肺平喘消肿，黄芩清泄肺热，这两味药的组合是治疗肺部的热性病的常用组合。甘草调和诸药。

如果孩子咽喉肿痛明显，可以加入蒲公英、鱼腥草清热败火，如果有乏力的情况可以加入北沙参补气滋阴。

中成药：小儿肺热咳喘颗粒

3. 向愈阶段

这个时候啊，说上火吧火不大，说受寒吧寒不厉害，说哮喘咳嗽吧只是入夜、清晨厉害点儿，白天呢基本没事，说没事吧但这个状态迁延难愈好几个月。

这就是所谓的待好还好不了的状态。

这是这场病的最后阶段，有可能持续几个小时、几天，也可能持续好几个月。

好与不好，看天时地利人和。

有人说：老耿，你不要讲得神神叨叨的。

其实还真是这么回事。

天时，如果是夏天，天气暖和，温度舒适，那就恢复得快；如果是秋末深冬，如果是初春的乍暖还寒，冷空气一阵阵的，这个时候就很容易复发或者加重。

地利，如果你处的地方地势低，或者是盆地，污染物较多空气质量较差，那就不利于恢复；相反，如果你所在的地方绿树环绕，空气质量绝佳，那就有利于恢复。再比如你患了过敏性哮喘，如果你住的地方除了花就是柳絮，那你中奖了，你一时半会儿是好不了了。

人和，如果你最近工作悠闲、早睡早起、三餐适当，那你恢复得就快；如果你日夜颠倒，天天着急生气，那你肯定不会好。

在这个时候，用的方子基本和治疗咳嗽向愈阶段的寒热错杂证时一样。我就不一一论述了。

⊚ 三、哮喘的预防

中医治疗哮喘和西医不一样的地方在于，西医治已病，而中医除了治已病，更强调治未病。

比如说你现在哮喘咳嗽没事了，西医说你可以停药了，中医说你的治疗才刚刚开始。

所以，你要知道，中医治疗哮喘分两个阶段：一是哮喘发作期，我们以止喘为主，也就是上文所讲的治疗思路；二是缓解期，也就是哮喘症状消除后进行调理的阶段，这个时候，我们以增强免疫力、预防再次复发为主。

我们所做的，不是简单地止喘，而是拉长两次哮喘犯病的间隔时间。

免疫力越好，抵御风寒侵袭的能力就越强，哮喘犯病的概率就会降低，即使犯病，治疗的康复效果也会越好。

那我们如何做到预防哮喘呢？

1. 避免过敏原

过敏是造成哮喘的重要原因之一，所以远离过敏原，基本可以远离哮喘。比如，某些城市的春天，飘着各种花粉颗粒或者柳絮，这些都会导致过敏性哮喘或者过敏性鼻炎的发生。所以啊，在花粉柳絮乱飘的季节，尽量少去花草集中区域，并且建议出门戴口罩。

2. 保持室内环境清洁

大家都以为，对于哮喘，室外的过敏原很多。但实际上，室内也不安全。

　　家中的沙发、地毯、床单，上面往往附着很多灰尘，以及肉眼看不到的螨虫等。这些不仅会引起痤疮，还是常见的过敏原。因此，要保持室内的环境清新干燥，定期打扫卫生，晾晒衣物，定期除尘、除螨。同时，宠物也是过敏原之一，如果家里有患哮喘的小宝宝，是不建议养宠物的。还有，一些刺激性的味道，比如油烟、香水、二手烟甚至汽车尾气的味道，这些也有可能会诱发哮喘。

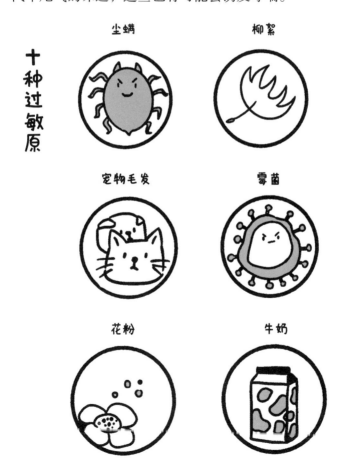

十种过敏原

尘螨　　柳絮

宠物毛发　　霉菌

花粉　　牛奶

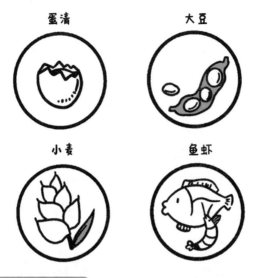

蛋清　　　大豆

小麦　　　鱼虾

3. 增加室外运动

很多人认为，运动会诱发哮喘，所以患哮喘的孩子是不能运动的。这个做法是错误的。合理、适当的运动（有氧运动），不仅不会引起哮喘，还会增强体质，增强心肺功能，对预防和控制病情都有作用。

什么样的运动最适合患哮喘的孩子呢？

慢悠悠地骑车，做瑜伽，打太极拳，游泳，这些都是对哮喘病人友好的运动方式。但是要知道，游泳池中的氯气会诱发过敏，所以在游泳前最好跟游泳馆工作人员了解一下氯气的含量。

4. 中药调理

春天或者秋天天气昼夜温差大，冷空气对呼吸道的影响还是很大的，这个时候，很容易受凉感冒，而有哮喘史的孩子基本上一感冒立马就跟着哮喘了。

还有很多孩子爱吃肉，无肉不欢的那种，导致食火内热；还有些孩子正好相反，干啥都行就是不吃饭：这两种都会导致身体机能下降，抗病能力下降，患病、过敏的概率也跟着增加。

事实证明，中药、药膳、代茶饮的日常调理，对预防哮喘起着相当大的作用。当然，这种调理的思路基本都是益气健脾，抵御风寒，清食火内热。

我根据玉屏风的方子进行改动，总结出了一个适用于大多数孩子的方子，已经成了我们科的协定方。

处方：玉屏风加减

生白术 6~9 克、党参 6~9 克、防风 6~9 克、焦山楂 6~9 克、陈皮 6~9 克、菊花 3~6 克、蒲公英 3~6 克。
（剂量仅供参考，请在医生指导下用药。）

方解：生白术、党参健脾益气；防风顾名思义预防受风受寒；焦山楂、陈皮消食理气化痰；菊花入肺、肝经，蒲公英入肝、胃经，预防上火。

这个方子清补相宜，容易感冒，容易咳嗽、哮喘的孩子，可以隔三岔五地吃，用来增强免疫力。

怎么个隔三岔五呢？

我发现啊，宝妈真的是有第六感的，是可以预知孩子要长病的，这个时候就吃几服预防一下。

当然，对于有些宝爸，瞪着眼带娃都看不好，所以第六感就不要指望了。

预知孩子长病的第六感是什么呢？

用语言其实也能表达出来，但总感觉差点儿什么。

大概呢，就是你觉得你家孩子最近又作了，该穿衣服不穿，该喝水不喝，不吃饭或者拼命吃饭，舌头红嗓子红的，这个时候基本就是在疾病边缘徘徊了，经常带孩子的人一眼就可以看出来，那这个时候，就是应该吃药的时候了。

这个方子是用来增强免疫力的，所以不只是哮喘，对于咳嗽、感冒等都可以做预防使用。

◎ 四、哮喘的饮食建议

你有没有发现，我给你说的哮喘分型和课本、网络讲的不一样。

那到底谁对呢？

其实谁都对。

作为医生，我们需要懂得越多越好。我们懂得越多，你们就可以懂得越少。所以我们分型很细，病名很多，甚至有时候我们自己都能搞糊涂。

但作为家长，由于缺乏一定的医学基础，所以了解的名词越多越乱套。我就想把我临床常见的几种类型告诉你，告诉你这是怎么回事，告诉你遇到了应该怎么办，这就够了。毕竟，常见的你可以处理，不常见的还是交给我们处理吧。

对于肺系疾病，不管是感冒还是哮喘，只要做到预防风寒，就可以起到预防的作用。所以不管是哮喘，还是肺炎，还是普通的咳嗽，它们的饮食建议都是一样的。

但不同的是，哮喘不仅要重视发作期的饮食，同时也要重视缓解期的饮食。对于缓解期的孩子，饮食上一定要重视健脾润肺。

银耳百合排骨汤，对于哮喘缓解期的孩子，就最合适了。

取银耳 50 克、百合 50 克、猪排骨 250 克，将排骨切成小段，洗净后加入清水放入煲内，煮沸后继续小火慢炖 1 小时即可。

银耳百合滋阴润肺，猪肉健脾养胃。平时炖煮吃一些，不仅对孩子长身体有好处，还可以预防哮喘、增强体质，何乐而不为呢？

1. 大夫，我担心孩子运动多了会诱发哮喘，可不可以给我开一个体育课的免修证明？

适当的运动是可以预防哮喘的。

2. 大夫，是不是养狗可以预防孩子哮喘？

我认为，在没有患哮喘之前，干净的宠物，比如不掉毛的狗，是可以帮助孩子适应环境、接受过敏原、预防哮喘的。但有哮喘经历的孩子，建议远离宠物，因为宠物身上的毛屑有可能被吸进呼吸道诱发气道高反应性，从而引起哮喘发生。

3. 大夫，哮喘到底能不能治好？

这个因人而异。大部分可能会随着年龄增长，免疫力增强，症状消失或者痊愈。但有一些可能会因为治疗不及时而发作越来越频繁。所以要早治疗早干预。

4. 大夫，请接受我的三连问。雾化药是不是抗生素？雾化用激素影响孩子生长发育吗？雾化和输液哪个好？

雾化药不是抗生素；雾化用的是吸入性皮质激素，长期、小剂量使用是不会影响孩子生长发育的；输液是全身吸收，相当于地毯式轰炸，雾化是局部用药，相当于激光制导导弹，您觉得哪个副作用小？

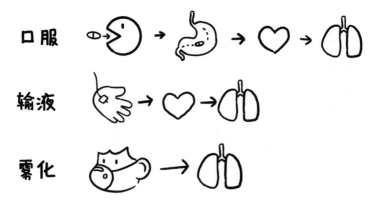

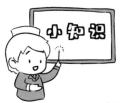

过敏性咳嗽与变异性哮喘

你有没有过这种经历：

你家孩子成年累月地咳嗽，一咳嗽就是一个月，怎么也好不了。

你带孩子去看医生的时候，孩子明明就是咳嗽，没有哮鸣音，为什么医生诊断是变异性哮喘？

我想应该有很多家长有这样两点疑问。

打个比方，当我遇到一个慢性咳嗽的孩子，中医方面我脑子里蹦出来的是寒证和热证之分，是实证还是虚证之分；西医方面我首先想到的是感染后咳嗽，或者上气道咳嗽综合征也就是鼻后滴漏综合征，或者变异性哮喘。因为真正意义上的过敏性咳嗽其实并不多见。

（1）症状上。有很多孩子长期咳嗽，干咳少痰，有一些可能会有喘息感，也有很多没有这种症状，就只是夜晚咳嗽、晨起咳嗽或者活动后咳嗽，而且遇冷空气、刺激气体会加重，实际上就是变异性哮喘。

而过敏性咳嗽基本是白天咳嗽晚上也咳嗽，不会有气促的情况出现。

（2）治疗上。过敏性咳嗽直接使用抗过敏药就可以；

变异性哮喘则不同，需要抗过敏与雾化同时使用。

（3）预后。过敏性咳嗽只要症状解除就可以停药；而变异性哮喘因为病变累及到气管、支气管，所以治疗起来要慢很多。

（4）中医方面只分寒热虚实，所以对症治疗就好。但变异性哮喘的治疗时长要明显长于过敏性咳嗽。

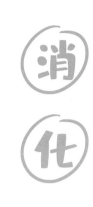

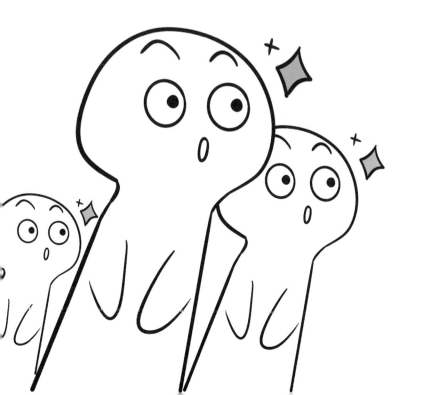

拉肚子不仅仅是因为受凉了

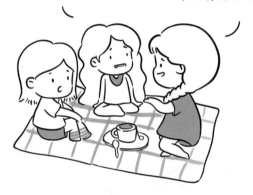

我家宝拉的不是大便，那是石头。

哎哟，好羡慕你。我家宝估计上辈子是干工程的，他那肚子是混凝土搅拌车，便便从来没有成形过。

一位家长曾来找我，感叹道：人家都为了孩子穿什么衣服上什么辅导班发愁，我倒好，整天为了便便愁来愁去。

好吧，我们今天来讲一下，关于儿童腹泻的问题。

一、了解腹泻

儿童腹泻就是大便次数多，大便稀或者水样。轻型腹泻一般 10 次以下；重型腹泻可达 10~30 次，甚至有了脱水症状。

当然，我们最常见的，还是小儿轻型腹泻。

儿童腹泻大多数发病年龄在 2 岁以下，每年发病最集中的有两个高峰：一个是 6、7、8 月的夏季腹泻，发病率最高，主要病原是大肠杆菌与痢疾杆菌；另一个是 10、11、12 月的秋季腹泻，容易造成流行，主要病原是轮状病毒。

究其原因，大前提还是由于孩子免疫功能较差，造成胃肠的防御屏障低，或者由于胃肠的消化功能紊乱，在这个基础上，各种细菌、病毒感染，或者出现饮食、气候、过敏等的影响导致。

实际上干临床时间长了，会发现，腹泻发生在孩子的各个年龄段。造成腹泻的原因有很多，受寒了受热了吃多了吃少了都会腹泻。

所以，在人的一生当中，腹泻在你身上发生的概率要远远大于真爱。

◎ 二、腹泻的治疗方案

下面我按照临床总结的儿童腹泻的类型给大家介绍一下。

1. 胃肠型感冒

这是我最常见的疾病之一，它包含了受凉感冒的症状，也包含了消化道的症状，所以可以理解成是上呼吸道感染加胃肠道症状。

症状：发热、流涕、咽痛、肌肉酸痛，并且腹痛、呕吐、拉肚子。

处方：葛根汤加减

葛根 9~15 克、麻黄 3~9 克、桂枝 9 克、白芍 9 克、黄芩 6~9 克、炒白术 9 克、甘草 3~6 克、生姜 1 片、大枣 1 个。（剂量仅供参考，请在医生指导下用药。）

方解：葛根汤本身就是一个治疗感冒的方子。但是中医的神奇就在于它的多面化。葛根不仅可以疏散风寒，更可以升阳止泻，对于胃肠型感冒，一箭双雕。麻黄、桂枝、白芍都是祛风散寒的常用药物，发热、怕冷这些感冒受凉的症状都得靠它们。黄芩清热祛湿，炒白术健脾止泻，甘草矫正药物的苦味，生姜、大枣调节肠胃。如果拉肚子厉害，可以加上赤石脂 3~6 克，有很好的止泻作用。

中成药（二选一）：小柴胡颗粒、藿香正气口服液

小柴胡颗粒

【成分】柴胡、姜半夏、黄芩、党参、甘草、生姜、大枣。

【适应症】解表散热、疏肝和胃。用于寒热往来、胸胁苦满、心烦喜吐、口苦咽干。

藿香正气口服液

【成分】苍术、陈皮、厚朴（姜制）、白芷、茯苓、大腹皮、生半夏、甘草浸膏、广藿香油、紫苏叶油。

【适应症】解表化湿、理气和中。用于外感风寒、内伤湿滞或夏伤暑湿所致的感冒，症见头痛昏重、胸膈痞闷、脘腹胀痛、呕吐泄泻；胃肠型感冒见上述证候者。

对这种腹泻，更多的是对症治疗，在治疗上呼吸道感染的情况下酌情加入调节肠胃的中药，因为主因还是感冒。

2. 寒凉腹泻

比如孩子喝凉水、吃冰激凌或者吃了凉性不好消化的东西后，出现胃肠道不适、腹泻的情况。

症状：大便没有酸臭味，大便黏甚至水样便，次数多，伴腹痛。（加个暖水袋，喝点儿热水会有改善）

处方：理中汤加减（理中理中，调理中焦，就是理中汤的作用）

干姜 3~6 克、炒白术 9~18 克、党参 10 克、茯苓 9~18 克、甘草 3~6 克、赤石脂 3~6 克。（剂量仅供参考，请在医生指导下用药。）

方解：炒白术、干姜、党参、甘草这个方子叫理中汤，温胃健脾止痛止泻，是治疗脾胃虚寒的常用方剂，不管你是胃疼还是拉肚子还是小腹痛，只要是胃寒导致的都可以用这个方子。干姜温中散寒止痛，对于胃痛、虚寒性的腹泻，甚至女性痛经,都有治疗作用;炒白术入脾、胃经,健脾和中，燥湿止泻；党参入脾、肺经,健脾益气；茯苓入心、肺、脾、肾经,健脾利水渗湿；甘草调和药味,中和干姜的辣味；

赤石脂有止泻的作用。

> 中成药：理中丸
>
> 【成分】人参、干姜、甘草（炙）、白术。
>
> 【适应症】温中祛寒、补气健脾。用于脾胃虚寒所致的腹痛泄泻、呕吐食少、四肢不温等。

外治法：艾灸神阙或足三里。

这个操作其实很简单。神阙穴，就是咱们所指的肚脐，这个穴位很好找，闭眼也可以找得到。艾灸肚脐，不但可以治疗腹痛腹泻，还能增强抵抗力，让自己整天感觉棒棒哒。

足三里肯定也不陌生，在小腿上。我告诉你一个最简单的定位方法，将四指并拢，放置于外膝眼处，第四指下边、垂直外膝眼的地方，就是足三里了。

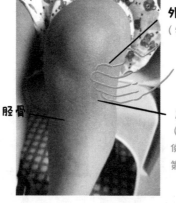

外膝眼
（犊鼻穴）

胫骨

足三里
（自外膝眼下缘起，使用患者四横指测量，第四横指下缘处。）

平日可以手持艾灸条，进行穴位艾灸，热度以皮肤感觉微热为度，艾灸一次大概 15~30 分钟，一周艾灸 2~3 次，艾灸后 3 小时即可洗澡。

3. 脾虚腹泻

你有没有发现这么一点——林黛玉似的宝妈、气血不足的宝妈，喂养出来的孩子免疫力会稍微差一些？所以我一直认为脾胃虚弱的孩子在很多情况下跟宝妈有关系，包括遗传、宝妈在妊娠期给孩子提供的营养物质不够、宝妈奶水中的营养物质较少。

那么在这种情况下，孩子的肠胃就会比其他孩子的更加脆弱，一有点儿风吹草动就会出现拉肚子的情况，这就是孩子的脾虚腹泻。

症状：大便不成形，次数多，可能会有轻微腹痛，免疫力较差，容易感冒。（这种宝宝可能会出现个头矮、身体瘦弱的情况，需要家长多注意，如果真的身高体重明显低于同龄孩子，那就建议去儿童生长发育门诊就诊。）

处方：四君子汤加减（这个方子是孩子最容易接受也是疗效最好的一个）

炒白术 6~18 克、党参 6~18 克、茯苓 6~18 克、赤石脂 3~9 克。（剂量仅供参考，请在医生指导下用药。）

方解：炒白术、党参、茯苓健脾祛湿止泻益气，赤石脂止泻。

中成药：四君子丸（颗粒）（这个中成药市面上很常见，如果家里孩子的确有消瘦、便溏的情况，这个药丸可以隔三岔五吃，以健脾增强免疫力。）

【成分】炒白术、党参、茯苓、甘草。

【适应症】益气健脾。用于脾胃气虚、胃纳不佳、食少便溏。

外治法：艾灸神阙或足三里。

4.积食腹泻

我们普遍认为积食会便秘，实际上积食也会腹泻。孩子消化能力弱，一不小心吃多了就会积食，造成胃肠功能紊乱，可能会造成便秘，也可能会造成腹泻。

症状：大便有食物残渣，气味酸臭，每天的次数不会很多，屁屁红，舌苔黄腻，有口臭。有时候积食的孩子晚上会睡不踏实，翻来覆去，还会撅着屁股睡。

处方：黄芩汤加减

黄芩6~9克、白芍6~9克、厚朴3~6克、甘草3~6克、炒白术3~6克、赤石脂3~6克、葛根6~9克、生姜2片、大枣1个。（剂量仅供参考，请在医生指导下用药。）

方解：黄芩清肺热清肠热；白芍柔肝止痛，缓解腹痛的情况；厚朴理气燥湿；甘草健脾补气；炒白术和赤石脂健脾止泻；葛根是治疗消化系统疾病的常用药，有升阳止泻的作用。这个方子包含了《伤寒杂病论》的两个方子，分别是治疗肠热腹泻的葛根黄芩黄连汤和治疗肠热腹泻腹痛的黄芩汤。这两个方子都是治疗积食腹泻最对路的处方，但是黄连有很多孩子吃不下，于是就把黄连去掉了，改成了上面的方子，孩子基本可以接受。

中成药（三选一）：王氏保赤丸、保和丸、小儿七星茶颗粒

王氏保赤丸

【成分】黄连、大黄等。

【适应症】祛滞、健脾、祛痰，最常用于儿童积食症状。

保和丸

【成分】山楂、六神曲、半夏、茯苓、陈皮、连翘、莱菔子。

【适应症】消食、导滞、和胃。用于食积停滞，症见胸脘胀满、嗳气吞酸、大便泄泻等。

小儿七星茶颗粒

【成分】薏苡仁、稻芽、山楂、淡竹叶、钩藤、蝉蜕、甘草。

【适应症】消食导滞、健脾和胃、通大便。

我是真的不相信你孩子可以吃得下黄连，所以遇到小朋友，我会将黄连打粉，加入赤石脂、适量凡士林调成糊状，

贴肚脐和涌泉穴。效果还不错呢。

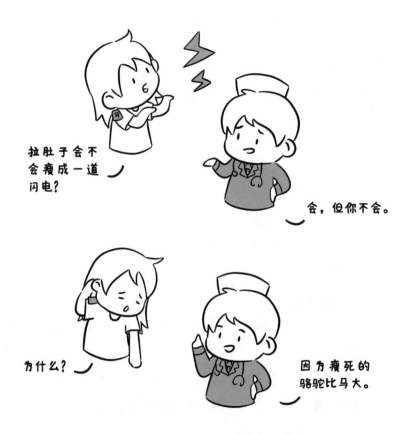

5. 感染性腹泻

　　这个可能在家里处理不了，需要去医院就诊。

　　什么叫感染性腹泻？意思就是由细菌、病毒等侵袭肠道而造成的腹泻。而且这种腹泻，一来就是急的，有时候一天可能会排便 10 次以上，甚至伴有发热、脱水的情况。

细菌感染：比如吃了不干净的东西，比如吃了大肠杆菌超标的东西，这就会造成上吐下泻。

病毒感染：比如轮状病毒感染，也就是秋季腹泻，这些可能家长自己是处理不了的。

所以啊，瓜果一定要清洗干净，食材一定要新鲜，一定要让孩子养成饭前便后洗手的好习惯。

大夫，我怎么判断孩子是细菌感染还是病毒感染呢？

第一，细菌感染性腹泻大多发生在夏季，因为进食不洁食物夏季比秋季发生概率要大；病毒感染性腹泻一般发生在干燥的秋季。

第二，两者血常规检查都会有白细胞存在，但细菌感染性腹泻会出现中性粒细胞增多，c反应蛋白也可能会升高；病毒感染性腹泻以淋巴细胞增多为主。

三、腹泻的预防及饮食建议

对于儿童腹泻的防护，其实很简单。

1. 注意饮食

大多数腹泻都和不节的饮食、不洁的食物有关，所以做到让孩子吃好、吃对，这是家长必须要学习的一项技能。

1）苹果泥

将苹果洗净，切开，入锅蒸 5 分钟即可服用。苹果富含鞣酸、果胶、膳食纤维。在生吃的情况下，果胶和膳食纤维可以促进大便排泄，起到通便的作用。而在蒸煮之后，苹果中的鞣酸和果胶就能起到止泻、消炎消肿的作用。

2）内金山药糯米粥

取鸡内金 5 克、山药 30 克、糯米 50 克，加入适量清水煲粥服用。鸡内金入脾、胃经，健脾消食，可以治疗积食、腹泻、遗尿等，是有孩子的家庭常备的中药材之一。山药、糯米均有健脾养胃止泻的作用。

2. 增强孩子的抗病能力

让孩子多参加一些体育锻炼，增强孩子的体质；经常做一些养生性的推拿，按揉足三里、摩腹，这些都会改善孩子的肠胃功能，不仅可以预防腹泻便秘，还会促进消化吸收，说不定你每天揉揉按按，孩子就健健康康地长大了。

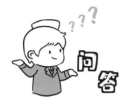

1. 老耿，孩子腹泻的时候，我们该做什么？

（1）观察大便的性状、颜色和大便次数。

（2）观察孩子的精神状态：是否发热，是否烦躁，是否蔫了吧唧。

（3）观察孩子是否脱水。脱水表现为口干、尿量少、尿色深、烦躁等。

（4）孩子腹泻不需要完全禁食，但建议吃一些好消化的，食量以孩子可接受的程度为准。

（5）随时准备好纸。

2. 老耿，什么样的情况我需要带孩子去医院？

（1）出现大便日次数 10 次以上，建议儿科就诊。

（2）发现大便带血，建议儿科就诊。

（3）发现孩子腹泻并发热，建议儿科就诊。

（4）发现孩子腹泻并精神状态不同于往常，如烦躁或精神萎靡，建议儿科就诊。

3. 老耿，孩子只是腹泻，为什么大夫要给他用抗生素？

我们的大原则是尽量不用抗生素，但感染性腹泻有细菌和病毒之分。细菌感染性腹泻以补液加抗生素为治疗手段，病毒感染性腹泻以补液加抗病毒为治疗手段。所以因人而异。

4. 老耿，孩子腹泻可以吃奶粉吗？

如果孩子是乳糖不耐受，那不建议吃以前服用的奶粉。如果不是乳糖不耐受，那可以吃奶粉。但建议减少奶粉量，因为腹泻的时候，孩子的消化道功能低下，消化不了这么多东西。

5. 老耿，孩子腹泻可以吃鸡蛋吗？

建议尽量避免。

过去都说生完孩子、大病初愈要多吃鸡蛋，实际上这是不对的。

腹泻期间的孩子，消化功能较弱，是无法消化像鸡蛋这种高蛋白的东西的，所以吃鸡蛋不会起到补的作用，反而不利于腹泻的恢复。

6. 老耿，孩子腹泻期间可以打疫苗吗？

建议推后疫苗注射时间，等孩子康复了再打也不迟。

便秘是一件挑战做妈底线的事

 大夫，我们家孩子便秘很厉害，一般都4天甚至一周才排一次，硬得跟石头似的。我觉得可能和小时候喂奶粉有关系，本来以为孩子大点儿会好一些，结果现在4岁了反而加重了。

 您也知道，大便一干，口臭、积食都随之而来。原来吃点儿药就好一些，但停药一段时间就又恢复原状。我真是无奈了。

 我从小就脾虚，大便不成形，他爹整天喝酒应酬，湿气大得很，每次上完厕所那个味哟。您说孩子是不是随我们俩，愁死了。

好吧，我经常说我就是一个树洞，在我这里有各式各样陌生人的秘密，经常会有朋友给我留言。

我会用极短的语言回复他，有时候有人给我打了一篇小作文似的病情，我就回了一个"好的"。有朋友说我懒，其实还真不是。

因为留言的人太多，我回复不过来。

好吧，我就是懒。

◉ 一、了解便秘

就像往常一样，在击退敌人之前，我们先来了解敌人。

便秘所涉及的脏腑有两个，一个是小肠，一个是大肠。

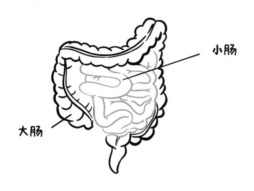

那中医领域讲的小肠和大肠是怎么回事呢?

《黄帝内经》说，"大肠者，传道之腑"，"小肠者，受盛之腑"。

首先，我们了解一下小肠。

我们把它叫受盛之官，化物出焉。

受盛，就是接受从胃脘而来的食物。化物，就是消化食物，说白了就是将食物进行再分解、再吸收、再分配。有营养的吸收了，自己吸收不了的送下一环节，所以我们有一个很好的词叫分清别浊，分就是分别，清就是可吸收的精微物质，别就是区别，浊就是不可吸收的代谢物。

小肠做了初级吸收后，接下来，食物就到了第二关，就是大肠。

中医把大肠叫传导之官。

就是将从小肠来的浊物进行再吸收，剩下的就排出体外。这次吸收的是水分，排出的是粪便。

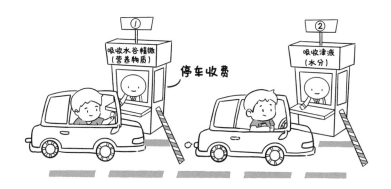

所以，中医领域所讲的小肠和大肠就是食物从胃脘开始的一个营养吸收和水分吸收的过程。这么一来，整个流程基本就熟悉了。

和便秘相关的脏腑，最主要最直接的就是这兄弟俩。

那这就好办了，问题是它们搞出来的，那解决方案同样也得围绕它们。

◎ 二、便秘的原因

1. 没有养成良好的排便习惯

大家都知道生物钟，每个人都有自己的生物节律系统，大便也是这样。

按照中医时辰与脏腑理论，5—7点对应的正好是大肠经，所以很多人都会在起床后有便意，我的一个大学同学更是如此，每天早晨起床不是被

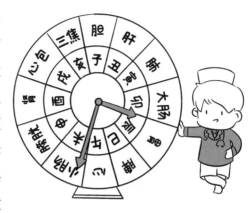

尿憋醒就是被屎憋醒，后来他去了肛肠科做医生。

但是，不是只有早晨排便才是正常的，不管是清晨还是傍晚还是深夜，只要有自己的排便规律，那就是正常的。

而孩子不会像成人那样有自主性，有很多时候，孩子的玩耍会掩盖住便意，久而久之就会让肠蠕动受抑制而变慢，大便在肠道停留时间越长，就会越干越硬，缺少润滑就更难排出来，孩子排干便肛门疼就越不想排，于是形成了恶性循环。

2. 膳食结构不好

1）营养搭配不平衡

这就涉及营养学的范畴了，我们都知道膳食金字塔，要做到荤素搭配的比例协调，这样吃下去什么都不缺。但有一些家长不行，特别是爷爷奶奶姥姥姥爷带孩子，永远觉得孩子没吃饱，永远觉得孩子吃的少，永远觉得孩子老吃菜不吃肉没营养，而导致孩子们营养过剩、蛋白质摄入过多，导致孩子吃得过于精细、粗纤维吃得太少，导致孩

子蔬菜瓜果吃得太少、纤维素维生素不足，这些都是膳食结构不平衡而造成便秘的情况。

2）饮水太少

孩子们自主意识差，有时候你不盯着他喝水他根本想不起来喝水的事，但人体对水的摄入量不会因为喝水少而减少。

前面说了，中医认为大肠会对食物残渣起到水分再吸收的作用，如果你喝水少，大肠还是吸收水分，那大便肯定很干燥。再加上孩子本身叫"纯阳之体"，热气蒸腾容易出汗，身上缺的水就更多。

所以及时补充水分，是每一个家长需要注意的事情。

肯定有人会问，什么时候该喝水什么时候不喝水。我的观点是观察孩子的小便。如果小便清透，那就说明水分适合；如果小便黄，那就需要及时补充了。

当然，也不是说非要喝水，富含水分的蔬菜瓜果同样可以起到补充水分的作用。

3）运动量不足

我经常给患者说，运动是最有效、最绿色的治疗手段。

运动的时候，肠道也在跟着一起做运动，食物、大便在肠道蠕动的同时也跟着蠕动，这是最好的治疗便秘的手段。所以，你需要让孩子多运动，运动的方式多种多样，跑步、跳绳、轮滑、篮球、足球，根据孩子的兴趣爱好，都可以进行。

⑥ 三、便秘的治疗方案

我在临床上看的便秘的孩子也很多，最常见的也就两种类型：一种是胃火旺便秘，一种是脾虚便秘。

1. 胃火旺便秘

什么叫胃火旺便秘？说白了就是吃饱了撑的。

现在谁都不缺吃谁都不缺穿，家里最好的都给了孩子，孩子遇到好吃的就吃起来没完，遇到不喜欢吃的就一点儿不碰，暴饮暴食超过了脾胃的极限，脾胃就推不动这些食物了，就罢工了，自然排便就不好了。

这种现象就是所谓的积食，也是我所见的孩子们长病最常见的病因之一。

症状：出现大便干、口臭、上火、口腔溃疡等，拍拍小肚子跟鼓似的响，没有胃口。

处方：承气汤加减

枳实 3~9 克、厚朴 3~9 克、生大黄 1.5~6 克、焦山楂 3~9 克、甘草 3~6 克、连翘 3~9 克。（剂量仅供参考，请在医生指导下用药。）

方解：枳实入脾、胃经，厚朴入脾、胃、肺、大肠经，二者合用理气消食，化痰消痞，让食物快速通过小肠、大肠，推动大便。生大黄泻下粪结通大便，焦山楂、甘草调和肠胃功能。有人问为什么加连翘，中医很奇特的一点就是理顺了脏腑之间的联系，我们有一句话叫肺与大肠相表里，意思就是大肠出了问题我们还得关照一下肺，所以加上连翘。它入肺经，清热散结，通大便，一方面，辅助消食散结；另一方面清热，大多数便秘的孩子都会有口臭或者上火的情况，加一些连翘可以一举两得。

中成药：王氏保赤丸

2. 脾虚便秘

脾虚便秘也很常见。脾虚有脾气虚、脾阴虚，总归都是脾虚，一个方子就可以处理。

脾虚的孩子有一个特点，吃的不多，挑食，遇见好吃的也吃，但吃的也不多，爱吃冷饮或者辛辣食物。

吃辛辣应该胃火旺啊，为什么会脾虚？

其实辛辣和寒凉都一样，你想：天气极度炎热的时候，你是懒洋洋的；天气很寒冷的时候，你一样是懒洋洋的。

肠胃跟你一个毛病，过度的辛辣刺激或者寒凉刺激，都会导致脾胃罢工，让它本来正常的规律性节律被打破，而导致蠕动失常，时间长了就便秘了。有人问：是不是脾虚的孩子都瘦？这不一定，小胖子也会脾虚。

症状：不爱吃饭，大便经常前干后黏，没有便意，或者大便量少，孩子感觉精神头差，有一些会伴有口臭的情况。

处方：四君子汤加减

生白术 10~30 克、党参 6~9 克、茯苓 3~6 克、甘草 3~6 克、火麻仁 3~9 克、杏仁 3~9 克、生姜 1~2 片、大枣 1~2 个。（剂量仅供参考，请在医生指导下用药。）

方解：生白术入脾、胃经，益气健脾，加大用量有通大便的作用。党参入脾、肺经，益气健脾养肺。茯苓入心、肺、脾、肾经，健脾利水渗湿。甘草调和药物苦味。火麻仁入脾、胃、大肠经，杏仁入肺、大肠经，两者合用，有润肠通便的作用。咱们去想象一下：河里有一艘船，怎么样才能让它动起来？得有水啊，这个火麻仁、杏仁就是水，起到润肠使大便滑下来的作用。加入生姜、大枣是因为脾虚的孩子一般吃冷饮多，加上一点儿暖一下胃，同时生姜、大枣本来就可以御寒，增加免疫力。

大夫，四君子汤不是用来治疗便溏的吗？

中医的不传之秘在于克数，改变克数可以改变疗效，四君子汤也不例外，既可以治疗便溏也可以治疗便秘。

大夫，中医课本上对便秘的分类有很多种，而你只分两种，为什么？

那是因为，我是一名临床一线的大夫，我会把我最常见的病种知识告诉你，而你最想知道的，也就是最常见的疾病应对方案，所以没必要整那么麻烦，毕竟，课本和临床是两回事。

当然，对于孩子的便秘，这是一个长时间的管理过程，一般我都会跟踪两个月，在这两个月中，药量是逐步递减的。

比如胃火旺的，随着排便情况的改善，需要一克一克地去掉生大黄，只保留理气健脾，我的观点是气通了大便也就不是问题了。

脾虚的，需要慢慢地减生白术，脾胃功能都恢复了再用这么多生白术，会上火的。

所以，调节孩子的便秘是一个整体过程，需要根据孩子们饮食起居、大便情况调整治疗方案，这样才能做到有的放矢。

我对于小儿便秘的整体治疗方案是这样的：

第一，主动运动，我看病很强调运动，你运动了你的肠子就运动了，肠子运动了，大便也就动起来了。

第二，被动运动，就是揉肚脐，要顺时针揉，模仿肠道的规律，帮助肠道进行蠕动。

第三，建立生物钟，不管是早晨大便还是中午还是晚上，我要求的是一个规律，一个生物钟，你每天找出一个时间，就定在这个时间，让孩子去厕所蹲5分钟，哪怕蹲出一个屁来那也是胜利，一次两次白搭，时间长了肠道会形成规律性运动，对大便有好处。

第四，合理规划饮食和饮水习惯，荤素搭配合理。

第五，才是对症吃中药。

所以啊，我还是觉得，如果有可以不用药物就能治病的方法，那不吃药是最好的。

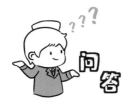

1. 耿医生，我孩子4岁，不仅便秘，而且超爱放屁，老臭了。

放屁是小屁股对孩子不拉臼臼的有声抗议。

2. 大夫，为什么我家孩子越吃香蕉越便秘？

实际上，不熟的香蕉含有鞣酸，这是一种抑制消化道蠕动的东西，吃了反而更容易便秘。

所以香蕉一直被当作可能会造成儿童便秘的食物之一。

那香蕉到底可不可以通便？

答案是可以的，但得是那种熟透了的，表皮有黑斑，但里面果肉没有腐烂迹象的香蕉，才会有通便的作用。

3. 大夫，我家孩子在幼儿园从来不拉臼臼，宁愿憋着也不拉，这该怎么办？

这是现在造成儿童便秘最最常见的原因之一。长时间憋着大便，容易打乱肠道蠕动规律，最终引起便秘。

你需要和老师去沟通，和孩子去沟通。

妈妈，我肚肚疼

"耿都都，我吃了瓜瓜肚肚疼。"

一年四季，都少不了肚子疼的小病号，肚子疼几乎成了孩子们的标配。

这种病，其实中医治起来也挺容易。

首先需要搞清楚孩子腹痛的原因。依据原因，有一些需要内科处理，有一些需要外科手术，还有一些需要心理科干预。

临床上造成腹痛的原因有很多，比如肠系膜淋巴结炎、急性肠胃炎、急性阑尾炎、肠梗阻、肠套叠、尿路感染结石、部分呼吸系统疾病、部分心理因素等。

而临床上最常见也最轻的，就是肠系膜淋巴结炎。

◉ 一、了解肠系膜淋巴结炎

那我们就来讲一下这个最常见的肠系膜淋巴结炎。

宝爸宝妈一定很熟悉扁桃体，因为每一对父母都跟它战斗过。

但要知道，扁桃体本身不是坏蛋，而是预防性的免疫器官，是第一道防线，更是通风报信的器官。

肠系膜与扁桃体是亲密战友，同属免疫器官，只不过一个驻守咽喉，一个驻守腹腔。

那肠系膜在哪里？肠系膜在肠管外面，起着悬挂作用，起着滋养作用，又起着防卫作用。其中，在回肠部，有丰富的淋巴结。当这些淋巴结发生炎症肿大的时候，就叫肠系膜淋巴结炎。

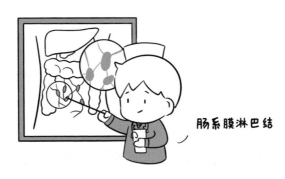

肠系膜淋巴结

得肠系膜淋巴结炎的孩子主诉基本上都是肚子疼，虽然无法准确地描述疾病，但如果你要让他指疼的位置，大多数会用小手指指着脐周或者右下腹。

前几天有一个一年级小朋友也是肚子疼来就诊，一坐下孩子就指着肚子说：大夫，我前列腺疼。

我听着都蒙。

站在他身后的妈妈哭笑不得。原来孩子肚子疼，自己上网查百度，蹦出来的第一条是治前列腺病医院的广告。

如果宝妈用手去摸宝宝的小肚子，可能会摸到小结节样的肿块，B超显示肠系膜淋巴结肿大。

很多家长有误解，认为B超报了肠系膜淋巴结肿大就一定是肠系膜淋巴结炎，就一定是病。这是错误的。

孩子们的淋巴系统发育旺盛，所以会出现局部淋巴结肿大的情况。

真正的肠系膜淋巴结炎需要符合三个标准：

（1）孩子出现了呼吸道或者肠道疾病，出现发热、腹痛、便秘或腹泻的情况。

（2）孩子的确有肚脐周围疼的情况。

（3）B超提示肠系膜淋巴结肿大。

◎ 二、肠系膜淋巴结炎的治疗方案

那得了肠系膜淋巴结炎，我们医生会怎么应对？

我的治疗方案一般是对症治疗。

在中医领域，没有肠系膜淋巴结这么一说，我们根据疼痛的位置，把它归为腹痛、脐周痛一类。

1. 受寒

《黄帝内经》说，"寒气客于肠胃之间，膜原之下，血不得散，小络急引故痛"。古代认为受寒是造成腹痛的原因。

而这个寒，有外寒和内寒之分。

比如说，你受风寒邪气侵袭，感冒了，那这就是外寒。实际在临床上，由于上呼吸道感染造成肠系膜淋巴结炎的孩子不在少数。

为什么上呼吸道感染会造成肚子疼？

那是因为孩子特别是 7 岁以下的宝宝，对抗炎症的反应要比成人明显。

另一个就是内寒，也就是真正的脾胃虚寒。小时候我妈就教育我，雪糕只能吃一根，吃多了肚子疼。这个肚子疼，除了肠胃功能紊乱的腹痛腹泻外，就是肠系膜淋巴结炎。

1）外寒（呼吸道感染症状＋腹痛）

如果孩子出现咽喉红肿、低热、咳嗽（这些都是上呼吸道感染的明显症状）等症状，同时，又出现了肚子疼、不爱吃饭的情况，这个时候可以直接按照上呼吸道感染的症状去治疗，该治感冒治感冒、该治咳嗽治咳嗽。当一些上呼吸道感染的症状消除后，肠系膜淋巴结炎导致的腹痛等症状也就消失了。

2）内寒（腹痛＋便溏）

症状：肚子疼（一碰就疼，肚脐周围疼痛明显）；大便不成形，大便不规律；近日饭量减少，精神不佳。

这就是前面说的脾胃虚寒。造成脾胃虚寒的原因有很多，比如狂吃雪糕，比如吃了过量水果、冷饭冷菜，甚至有患者倒吸一口冷气，就出现了肚子疼拉肚子的情况。总之，就是一系列寒性的原因打破了肠道的平衡而出现的问题。

处方：理中汤加减

炒白术 9~18 克、党参 3~15 克、甘草 3~9 克、茯苓 9~18 克、干姜 3~9 克。（剂量仅供参考，请在医生指导下用药。）

方解：炒白术、党参、甘草、茯苓叫四君子汤，健脾益气止泻，治疗脾胃虚、便溏最合适了。干姜温胃散寒。如果大便次数比较多，那就加赤石脂 3~9 克或者蒙脱石；如果腹痛厉害那就加上小茴香 3~9 克、元胡 3~9 克，温经散寒止痛。

中成药：理中丸

外治法：艾灸神阙。

2. 内热（便秘 + 口臭 + 腹痛）

《黄帝内经》还有一句话："热气留于小肠，肠中痛，瘅热焦渴，则坚干不得出，故痛而闭不通矣。"这句话揭示了另一种腹痛的原因，就是肠热，也就是常说的内热。出现内热了，就会肚子疼，会大便干。

同样，这也是诱发肠系膜淋巴结炎的一个原因。

症状：肚子疼，而且是肚脐周围疼痛明显；大便干或者大便前干后稀；有口臭，舌苔黄厚，咽喉红肿；近日不好好吃饭。

处方：承气汤加减

连翘 3~9 克、枳实 3~9 克，厚朴 3~9 克，大黄 1.5~6 克，甘草 3~6 克。（剂量仅供参考，请在医生指导下用药。）

方解：连翘清热解毒，消肿散结，直接针对肠系膜淋巴结肿大的情况。枳实、厚朴理气止痛，大黄泻下去火，甘草调和肠胃。这种情况呢，大多数会出现在积食之后或者平时便秘的孩子身上。你去想啊，大便不通，一堆堆的都挤在肠道，那肯定不舒服，也就可能出现腹痛了。所以啊，我们让大便通畅，就好像来一个交警，疏导一下堵车的道路，路通了，车走了，也就舒坦了。

> 中成药（三选一）：王氏保赤丸、保和丸、小儿七星茶颗粒

⊚ 三、肠系膜淋巴结炎的预防及饮食建议

其实我之前说过，中医治已病，但更治未病。大多数肠系膜淋巴结炎的患儿一般一周前都会出现口臭、食欲下降等情况，那个时候就应该及时干预，吃上王氏保赤丸或者保和丸或者小儿七星茶颗粒，有很多问题可以不发生。

所以，我一直建议患儿家长给孩子做平时的预防，不要等着孩子病了再治。

1. 热敷肚脐

打个比方：孩子今天肚子疼，那你就给他热敷肚脐，

明天不疼了还热敷吗？热敷，就算不疼了也需要热敷一周左右，每次热敷半小时到一小时就行，中医上叫温经散寒止痛。

2. 运动

我说的这个运动不是跑步、跳绳，相反，肠系膜淋巴结炎的患者越跳绳、跑步疼得越厉害。那应该怎么运动？我说的运动是被动运动，就是揉肚子，顺时针、逆时针交替，我们中医上的名词叫运八卦，你可以理解成加速肠蠕动。

3. 饮食得当

现在的孩子谁都不缺吃不缺穿，反而大部分病都是吃得太好穿得太多造成的。

肠系膜淋巴结炎和饮食关系就很大，建议要荤素搭配饮食，最好吃一些好消化的东西，顺便可以用一些益生菌。如果孩子得肠系膜淋巴结炎时肚子疼得嗷嗷的，你晚上还要带他去撸串涮锅，那我真的要怀疑你是不是他亲爹。

我喜欢开一些代茶饮，因为让孩子吃药太难了，不如代茶饮容易接受。症状比较轻的患者，没必要吃药，直接热敷加代茶饮，基本可以痊愈。

处方：蒲公英 5~10 克、党参 3 克、陈皮 3 克、生姜 3 克。（剂量仅供参考，请在医生指导下用药。）

方解：蒲公英清热败火，消炎止痛。这个漫山遍野都是，是我知道的性价比最高且安全的抗菌药。党参健脾补气，陈皮理气开胃，一方面促进肠胃吸收，一方面增强免疫力。生姜补阳、温经、止痛，一方面抵消蒲公英的寒性，一方面止疼。这个药是这个方子的点睛药，就那么一点儿，不加它止痛效果不好，加多了孩子容易上火。

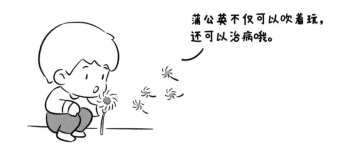

蒲公英不仅可以吹着玩，还可以治病哦。

好了，最后总结一下：

第一，肠系膜淋巴结肿大不是病，是正常的儿童生理现象。

第二，上呼吸道感染或胃肠道问题容易引起肠系膜淋巴结炎，对症治疗就行，中医效果良好。

第三，这个病容易复发，需要平时养护。

这个是病吗？是病。

这个好治吗？好治。

所以宝爸宝妈多学一分，多会一分，孩子就受罪少一分，健康成长多一分。

1. 大夫，得了肠系膜淋巴结炎可以喝牛奶吗？

可以，建议喝热牛奶。但乳糖不耐受的不可以。

2. 耿医生，为什么我家孩子一吃排骨就犯肠系膜淋巴结炎呢？

我认为，你家孩子是那种容易积食上火的孩子。你需要做的不是抱怨为什么总得肠系膜淋巴结炎，而是如何去预防孩子积食。所以你可以去看一下积食篇。

3. 大夫，听网上说胖娃娃容易得肠系膜淋巴结炎。我家孩子瘦得像筷子，为什么也得呢？

好吧，把那个网站删了吧。肠系膜淋巴结炎面前没有胖瘦之分，只有免疫力高低之分、耐受力强弱之分。

4. 大夫，孩子肚脐时常疼痛，我好不容易抢了你的号，从昨天就开始给孩子做思想工作，说：今天耿医生会给你开药药，你要好好喝哦。结果你什么也没开，好失望。

晕，不开药也有错哦？因为你家孩子根本没必要吃药，回去热敷一下肚子，喝点儿蒲公英就好喽。没必要为啥要开药……

孩子，你不要吃太多

喂，你的孩子积食过吗？

如果没有，那你可以略过这篇文章了。

如果你也经历过，那请你慢慢地看完。

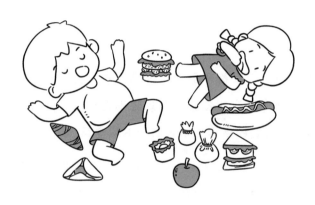

⊙ 一、了解积食

积食就是小儿喂养不当，乳食内伤，停积胃肠，脾运失司所引起的一种小儿常见的脾胃病证。

不管你是喝奶喝多了还是吃肉吃多了，总之就是吃饱了撑的。当然，我还见过吃馒头吃撑的孩子，我觉得这孩子真好养活，一个馒头就可以打发。

当时我很好奇地问家长：你家孩子吃过汉堡吗？

家长用嘘声示意：他以为馒头就是汉堡。

果然见识越少欢乐越多。

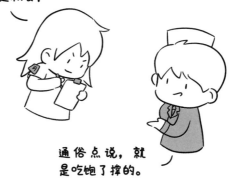

积食都有什么症状?

（1）不想吃饭，没有胃口。

（2）小肚子一敲嘣嘣胀，有口臭，特别是一股酸臭味。

（3）大便一般都是干的，粪球状，也有大便酸臭黏腻不好冲的，有可能会有不消化的食物残渣。

（4）容易烦躁哭闹，特别是晚上入睡不安。

（5）有可能会伴有发热、咽喉红肿等症状。

积食是经常发生的，有时候就是因为多吃了那一口饭，积食就来了。

◎ 二、积食的治疗方案

万事分阴阳，积食也是一样，分好多类型。但临床上没有这么讲究，为了家长更简单地辨别操作，我就分了两类:

一类虚证就是脾虚，一类实证就是胃热。

你可以理解成：一类是孩子脾胃消化功能较差，正常饮食也容易出现消化不了的情况；另一类是孩子太能吃，或者不好消化的食物吃得太多，超出了所能消化运转的上限，导致了积食的情况。

1. 脾虚积食

这类孩子有一个共同点，就是瘦弱并倦怠。啥意思？你会发现这类孩子瘦得像根筷子，运动没一会儿就喊累。他也知道饿也吃饭，但吃一点儿就饱，再好吃的东西吃几口就不想吃了，容易腹胀，舌红苔白腻。

这就是脾虚，就是这群瘦且吃饭少的孩子，家长只要多给他吃一口马上就给你个颜色看。

这类型的孩子还有一个特点，免疫力较差，容易肠系膜淋巴结发炎，容易感冒，一有点儿风吹草动，感冒咳嗽立马找上门。

症状：瘦弱并倦怠，容易腹胀，舌红苔白腻；免疫力较差，容易肠系膜淋巴结发炎，容易感冒。

处方：承气汤加减

生白术 9~18 克、党参 6~9 克、枳实 3~9 克、厚朴 3~9 克、藿香 3~6 克、生大黄 1.5~6 克（根据孩子的大便干燥情况酌情使用，如果孩子大便不干，可以去掉）、黄芩 3~6 克、焦三仙各 3~9 克。（剂量仅供参考，请在医生指导下用药。）

方解：生白术、党参两药合用健脾益气，治疗孩子脾虚的病根，脾不虚了运化快了，积食自然就好了。白术、党参不仅仅用在积食上，只要肺脾两虚的疾病症状都是可以使用的。枳实、厚朴理气消食，藿香理气祛湿，生大黄通便泻火，几味药材结合使用，加速肠道的蠕动，加速排泄，大便通畅了自然腹胀的症状就缓解了。积食有一分，内热就有一分，所以加入黄芩清热泻火。焦三仙消食，帮助运化。

中成药：小儿健脾丸

【成分】党参、陈皮、麦芽、白术、山楂等。

【适应症】健脾开胃。用于脾胃虚弱、脘腹胀满。

2. 胃热积食

这一类孩子吃饭没有节制，逮住好吃的吃起来没完，不好吃的一口不碰，有挑食的习惯，喝水少吃菜少，典型的肉食动物。这些孩子都比较壮，容易出汗，容易上火，就跟个小火炉一样，热气腾腾，平时容易口臭，容易便秘，舌红苔腻，舌苔可能偏黄。挂在嘴边的就是：妈，我饿，我没吃饱。你不要以为他真的没吃饱，他只是因为好吃的没吃够，所以要么你就给他粗茶淡饭，要么你就给他控制总量。否则他会用实际行动告诉你什么叫"宁让疮流脓，不让嘴受穷"。

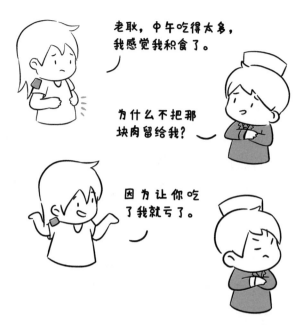

症状：挑食，喝水、吃蔬菜少；比较壮，容易出汗、上火、口臭、便秘；舌红苔腻，舌苔可能偏黄。

处方：承气汤加减

枳实3~9克、厚朴3~9克、生大黄1.5~6克（根据孩子的大便干燥情况酌情使用，如果孩子大便不干，可以去掉）、黄芩3~6克、连翘3~9克、焦三仙各3~9克、甘草3~6克。（剂量仅供参考，请在医生指导下用药。）

方解：积食就是不通，那通气通便就是首要任务。枳实、厚朴有理气散气的作用；生大黄泻火通便，让积住的食物排泄出来；黄芩、连翘治疗胃热，清热泻火；焦三仙消食，帮助恢复运化功能；甘草矫正中药太苦的味道。

> 中成药（三选一）：王氏保赤丸、保和丸、小儿七星茶颗粒

王氏保赤丸、保和丸、小儿七星茶颗粒简直就是治疗胃热积食的三叉戟，清胃火，通大便，一般都能药到病除。

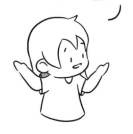

老耿，你说王氏保赤丸、保和丸、小儿七星茶颗粒，吃哪个最好？

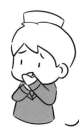

我觉得都不吃最好。

◎ 三、积食的饮食建议

首先，吃饭定时定量，不过饥过饱，尽量避免给孩子吃生冷油腻不好消化的东西。其次，保持大便通畅，适当活动。再次，可以用蒲公英、焦山楂或者焦三仙泡水喝。

1. 蒲公英焦山楂水

为了预防积食上火，平时可以泡蒲公英焦山楂水喝。

你会说：蒲公英是凉性的，吃多了对肠胃不好，老耿你不能忽悠我哦。

的确，为了避免寒凉的蒲公英伤胃，我一般都会建议

采鲜蒲公英，在家里阴晾 2 天后，入铁锅小火翻炒大概半小时，这个过程就类似于制茶工艺的杀青，可以去除青涩味，提高草香味；之后继续阴晾 2 天就是成品了；然后取蒲公英和焦山楂各 3~5 克泡水，微酸微香，提神开胃去火。这大抵就是中国人独有的智慧。

2. 焦三仙

焦三仙是由三种药材组成的药组，分别是焦山楂、焦麦芽、焦神曲，具有消积化食开胃的作用。

一般来说，焦麦芽可以很好地消化淀粉类食物；焦山楂善于治疗肉类或油腻过多所致的食滞；焦神曲则利于消化米面食物。三者相辅相成，缺一不可。

因为它的效果很好，所以我们把它做成了药丸，那就是著名的大山楂丸。

如果你家孩子不吃饭，你可以用它泡水；如果预防孩子积食，可以用它泡水。

可以说，焦三仙是养娃道路上的好帮手。

好了，最后，我来总结一句话。很多爸爸妈妈来问我：大夫，我家孩子积食，我应该给他吃什么？我的观点是：孩子积食，我们不应该考虑吃什么，而是考虑吃了什么。合理的膳食结构，合理的饮水和运动，对于孩子的健康成长，就是最好的"营养品"。

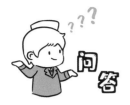

1. 大夫，冲好的奶粉，放一会儿再吃，对吗？

不对，随冲随喝，注意温度。喝不了的你喝掉。

2. 大夫，怕孩子上火，奶粉里加上清火宝、菊花精，对吗？

不对，奶瓶子里就三种东西：奶粉、水、满满的爱。
其他一概不加。

3. 大夫，我孩子挑食，无肉不欢，但只要一吃排骨就积食，怎么办？

可以在吃肉之后吃点儿大山楂丸作为预防。
但从根本上预防积食，还是要合理搭配膳食。

4. 大夫，听说凉性伤胃，是不是夏天不能让孩子吃冰激凌？

孩子是纯阳之体，所以特别喜欢凉的东西。
我们不是要求一点儿寒凉不吃，我们要求适量。
小米还是凉性的呢，我胃疼的时候我妈还非要逼着我喝两口小米粥。
这就像明明知道空气污染很厉害，空气很脏，但当你伸懒腰的时候还是忍不住要深吸两口。
所以，冰激凌可以适量吃。

孩子，你也不能一点儿不吃吧

"大夫，我的孩子不吃饭。"

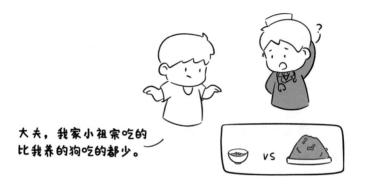

大夫，我家小祖宗吃的比我养的狗吃的都少。

几乎每天都有因为吃饭问题来找我的患者。

你家的孩子吃饭又怎样？

那我们来聊一下让家长犯愁的问题：孩子不吃饭怎么办？

一、了解厌食

孩子不吃饭，我们医学上叫厌食。简单说，就是孩子长时间不思进食、厌恶进食的病证。

这个太常见了，常见到家长都习以为常的状态。

当然，首先你要分清楚什么叫厌食，什么叫正常。

1. 孩子感冒不吃饭

你有没有发现这么一件事情：你家孩子感冒了发热了长病了，孩子不想吃饭，甚至一天不吃饭，这个正常吗？

这个是正常的。

孩子在感冒后，肠胃功能会很弱，这个时候没有食欲是正常的。

很多家长，特别是爷爷奶奶不了解这一点，觉得孩子感冒后，要大鱼大肉给孩子补充营养，让疾病快点儿好，实际上这是大错特错的。

记得好久前一个孩子起口疮来找我，孩子妈很无奈地告诉我缘由，孩子感冒了不吃饭，奶奶怕孩子没营养没力气，偷偷地加了一根人参炖了只乌鸡。结果孩子流鼻血起口疮，俩人可默契了，怎么问都不提人参炖乌鸡的事情。

我听了都想笑，老太太你当这是坐月子呢，还人参炖乌鸡。

实际上我们是不建议给孩子吃过补的东西的，因为不但不会起到调理身体的作用，而且会上火，会流鼻血、起口疮、咳嗽等，有时候还会引起性早熟。

我们不强调在感冒期间给孩子多补充营养，这样会给孩子造成肠胃负担；我们建议少吃多餐，在保证充足水量的情况下吃一些好消化的食物。

2. 孩子挑食还是厌食

很多孩子由于饮食习惯和生活习惯的问题，养成了挑食的毛病。见了好吃的吃起来没够，不喜欢吃的一点儿不碰。

在饭店吃饭狼吞虎咽，在家里吃饭无精打采。

这不是厌食，这个需要纠正孩子的饮食习惯，平时你也需要增进厨艺才行。

还有一种情况，家长经常给我说：我家孩子在学校吃的可多了，回家一点儿不吃。

真的，的确有这种孩子，守着小朋友，特别是守着老师，吃饭一粒米都不剩；在家里，当妈的一口一个大哥求着孩子吃一口，人家也不理不睬。

另外有一些孩子吃零食太多，刚刚吃了点儿饼干，过了一会儿又要吃苹果，吃完了又来了牛肉干。这种情况，胃都不闲着，到了饭点怎么可能吃得进去？

所以，如何养成良好的家庭饮食习惯，是解决这个问题的关键。

此外，还有一些其他的情况会造成孩子食欲下降。比如，家长强迫进食使小孩产生逆反心理：我就是不吃饭，我要饿死我自己。再如，缺铁贫血等也会造成食欲下降。

唉，养个孩子太累心了。

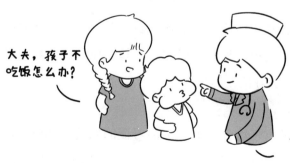

大夫，孩子不吃饭怎么办？

你可以饿他几天。

那真正的厌食都有什么症状？

（1）长时间不爱吃饭不想吃饭，食量食欲明显低于同年龄段的孩子。

（2）有一些孩子较瘦弱，大便不规律，但精神头不错，易犯肠系膜淋巴结炎，免疫力较差，容易有口臭、腹胀、便秘等。

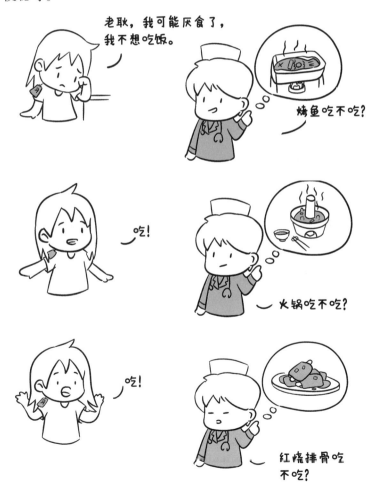

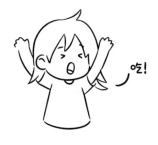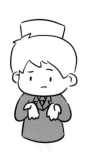

◎ 二、厌食的治疗方案

我看的患厌食的孩子很多，基本上就分为两类：一类脾虚，一类胃实。

就是这么简单的两类，所以我经常给家长说：这种情况你完全可以自己先处理，不管用再来找我。

那这两种类型怎么治疗呢？

1. 脾虚厌食

这种情况是我临床最常见的厌食类型。通常孩子会比较瘦弱，这是由于脾虚，孩子的肠胃运化食物的能力要差一些，这就导致他摄入少，显得不爱吃饭。

其实，不是孩子不想吃，是孩子真的吃不下。

症状：瘦弱，食量小，不爱吃饭，大便正常，舌淡红苔淡白。

处方：四君子汤加减

生白术 6~18 克、党参 6~18 克、茯苓 6~18 克、焦三仙各 3~9 克、陈皮 6~9 克、藿香 3~6 克、佩兰 3~6 克。（剂量仅供参考，请在医生指导下用药。）

方解：生白术、党参、茯苓健脾益气祛湿，脾虚不爱吃饭的孩子多多少少都会生湿生痰，加点儿茯苓更好一些；焦三仙开胃消食；陈皮、藿香、佩兰，这三个都有独特的香味，不仅是药材，也是香料，化湿开胃健脾。

中成药：大山楂丸

2. 胃实厌食

症状：食量小，不爱吃饭，便秘，口臭，可能会肚子胀，舌红苔白。

处方：承气汤加减

枳实 3~9 克、厚朴 3~9 克、生大黄 1.5~6 克（根据孩子的大便干燥情况酌情使用，如果孩子大便不干，可以去掉）、黄芩 3~6 克、连翘 3~9 克、焦三仙各 3~9 克、甘草 3~6 克。（剂量仅供参考，请在医生指导下用药。）

方解：下水道堵了怎么办？通开喽。肠胃堵了怎么办？通开喽。枳实、厚朴有理气下气的作用；生大黄泻火通便，让积在肠胃的食物往下走往下排；黄芩、连翘治疗由于积食造成的内热症状；焦三仙消食，帮助恢复运化功能；甘草矫正中药太苦的味道。

> 中成药（三选一）：王氏保赤丸、保和丸、小儿
> 七星茶颗粒

有没有发现，我对于厌食和积食用的方子都很相似？

的确是这样，临床看病最主要的就是抓主症状，其他的细枝末节都无所谓。这就像带兵打仗，最需要的是抓主帅、砍帅旗。主症抓对了，其他的小症状也就烟消云散了。所以，我不管你是厌食还是积食，我只管你是脾虚还是胃实。

也只有这样，看病才会快才会准，用药才会精、花费才会少。

最后，我来总结一下：

第一，让孩子养成良好的饮食习惯。

第二，当妈的没事学学做饭，整天做一坨一坨黑乎乎的食物，换我我也厌食。

第三，平日可以用焦山楂 5 克、党参 3 克、陈皮 3 克泡水。味道是孩子可以接受的，增强免疫力的同时还健脾开胃，没有副作用。

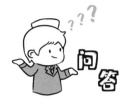

1. 大夫，吃的越多越好，胖乎乎的就是健康？

胖与壮是两回事，就像哈士奇与狼是两回事一样。

还有一句话叫：吃饱了身体壮。

这句话也是错误的，肚子吃饱了和身体吃饱了是不一样的。

所以，要注意膳食结构的全面、合理。

2. 大夫，我家孩子不爱吃蔬菜水果，可不可以用人工合成的维生素C来替代蔬菜水果中的维生素？

不可以。

蔬菜水果中含有的天然维生素C是和维生素P结合在一起的，维生素P可以帮助维生素C发挥作用。人工合成维生素C远不如天然的。

同时，长时间吃人工维生素C片有可能会造成一定的机体损伤。

并且，蔬菜瓜果中还包含了胡萝卜素、B族维生素等，还有各种膳食纤维，所以蔬菜水果是无法被药片代替的。

3. 大夫，孩子不吃饭，我婆婆就追着孩子喂饭，我觉得这样不好，怎么办？

告诉你婆婆，小时候追着给他喂饭，长大了就跪求他自律学习。

惯着与引导是两个概念。

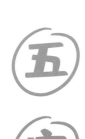

五官

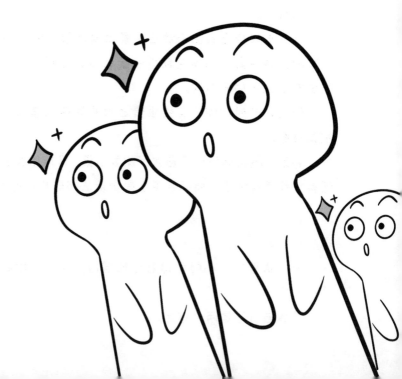

只要不张嘴，我就是天下最香的宝宝

"我家孩子的嘴巴像个马桶，那味老浓烈了。他还总喜欢和你亲亲。老母亲好心累，这孩子以后怎么找对象？"

"我不该在怀孕的时候吃那么多臭豆腐，要不他的嘴巴不会这么臭。"

口臭一直是一个叫人尴尬的问题，不仅成人这样，孩子们也是这样。

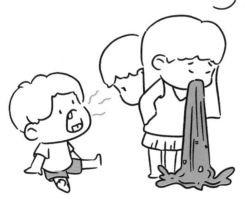

你这嘴腌了几年了，这么入味？

◎ 一、了解口臭

大部分家长都认为这不是什么大不了的问题。

毕竟，口臭既不会影响生存，也不会影响生长发育，所以很多家长都睁一只眼闭一只眼。其实这样是不对的，虽然它还不能算是一种病，但也的确是一个不好的症状。

对于儿童口臭，我见到的，大致是两方面原因造成的，我给大家讲一下。

第一，消化问题。

有些孩子胃肠功能不好，有消化不良的情况，食物停在胃肠消化缓慢，就会慢慢地发酵。如果孩子有便秘的情况，那这种口臭就会更加浓郁。

有些孩子在生病的状态下，消化功能会减弱，也会引起对食物消化不良的发生。

使用某些药物，特别是抗生素，可能会造成胃肠的功能紊乱、菌群失调，有益菌抑制了，有害菌繁殖了，也会造成口臭。

有些孩子夏天睡觉露着肚子，冬天睡觉蹬被子，让小肚子受凉，同样会导致消化不良。

有些孩子吃的食物也会引起口臭，比如高蛋白高脂肪的食物（肉类、乳类、豆类等）。

第二，口腔问题。

很多孩子有藏零食的习惯，他们把零食藏在床边，等家长熄灯睡觉了，他就会爬起来独自享用。

很搞笑的是，经常出现吃着吃着就睡着的情况。

还有一部分孩子不会刷牙或者不爱刷牙。

这些情况容易造成口腔的炎症，会造成口臭的发生。

还有，因为孩子有牙齿破损的情况，食物残渣会在牙齿缝隙中残存，慢慢发酵就会产生难闻的气味。

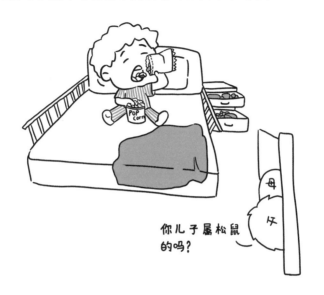

你儿子属松鼠的吗？

◎ 二、口臭的治疗方案

中医看病，更多的是象形思维。我们想象一下：一个水沟，怎样才会臭？

第一，水不流通，也就是死水；第二，天气炎热，微生物繁殖了。

你想想：孩子口臭不就是跟水沟臭了一样吗？

那好了，解决方案很简单。

降温并使其通畅起来。

所以，中医认为口臭就两种情况，胃火旺盛或者积食。

胃火旺盛和积食怎么区分？

胃火旺盛是你吃了肥甘、厚腻、辛辣食物，导致上火了。
积食是吃得太多，活动太少，消化不了了。
积食就是堵住了变成死水了；胃火旺盛就是温度太高发酵了。

胃火旺盛和积食往往同时出现，那就更好办了，一个方子就搞定喽。

不知道大家还记不记得前面讲的治疗积食或者便秘的一个方子。

是的，就是那个承气汤。

处方：承气汤加减

枳实 3~9 克、厚朴 3~9 克、生大黄 1.5~6 克（根据孩子的大便干燥情况酌情使用，如果孩子大便不干可以去掉）、黄芩 3~6 克、蒲公英 6~9 克、焦三仙各 3~6 克、甘草 3~6 克。（剂量仅供参考，请在医生指导下用药。）

方解：枳实、厚朴有理气散气的作用；生大黄泻火通便，让积住的食物排泄出来；黄芩、蒲公英治疗胃热，清热泻火；焦三仙消食，帮助恢复脾胃运化功能；甘草矫正中药太苦的味道。

中成药（三选一）：王氏保赤丸、保和丸、小儿
七星茶颗粒

◎ 三、口臭的预防

对于口臭的预防啊，实际上就是对于积食、便秘的预防，我就不再赘述了。

如果说，孩子只是偶尔口臭，或者轻微口臭，还没有到需要吃药的地步，那我有一个很好用的代茶饮小方子。

取藿香 3~5 克，佩兰 3~5 克，泡水即可。成人可加入适量茶叶代饮。

藿香味辛、性微温，归肺、脾、胃经。主要的功能是祛暑解表、化湿和胃。

实际上，藿香祛湿的效果不如茯苓、薏米，但它的独特之处就在于祛湿的同时，又振奋脾胃气机。当存在轻微的湿气，又不爱吃饭不爱动弹的时候，藿香会成为首选药材，也正是因为这个，它成为暑湿季节的第一药材。

佩兰味辛、性平，归脾、胃、肺经。主要功效是解暑化湿、辟秽和中。

因为佩兰有独特的香气，又有提神醒脑、预防疾病的效果，所以经常被放入香囊以起到预防疾病的作用。

两味药材可以清新口气，特别是对于胃热积食引起的口臭，效果很好。

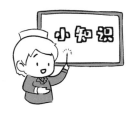

龋齿的预防

我上面讲过了，口腔问题会造成口臭。

好多孩子有白白的皮肤、大大的眼睛，只是不能笑，一笑就露出一口大黑牙。

大黑牙就是我们所说的龋齿，也就是蛀牙。

儿童龋齿的发病率很高，中医看病需要望闻问切，虽然你来找我不是为了看蛀牙的，但我得看你的舌苔或者扁桃体，冷不丁就会看到很多孩子的牙齿或多或少的有小黑点。

这些小黑点就会形成龋齿。

哪里最常见？就在咬合面也就是咀嚼食物的那一面出现，或者在牙缝里出现。

你想啊，当我们吃完了东西，好多食物残渣都会存在牙缝或者咬合面的沟壑里，在细菌和微生物的作用下，会产生酸性物质来腐蚀牙齿表面珐琅质，会出现牙菌斑，造成龋齿。

孩子平时喜欢吃一些甜的东西，比如糕点啊，糖果啊，这些东西不仅含有大量糖分，还很容易粘连在牙齿上，给细菌腐蚀牙齿创造了很好的条件。

因此，减少甜品、零食的摄入，养成常漱口、正确刷牙的好习惯，是很重要的。

除此之外，我们还有两个方法来预防龋齿。

1. 窝沟封闭

这是世界卫生组织推荐的一种保护儿童牙齿的方法。

就像刚才说的，因为牙齿的咀嚼面有很多的沟壑，在咀嚼的同时，很容易造成食物残渣的堆积，而这些地方，我们很难清理干净，所以这是发生龋齿最常见的部位。

窝沟封闭就是在这些地方涂上一层保护膜，让牙齿戴上一顶安全帽。

但是，窝沟封闭并不是一劳永逸的，有脱落的可能性。

而且，窝沟封闭只是针对咀嚼面，侧面等其他地方是没法保护的。

原来有过小朋友做了窝沟封闭，咀嚼面没事，但是从侧面出现蛀牙的情况。

2. 涂氟

氟是一种微量元素，对骨骼和牙齿的发育有促进作用。

因为氟有保护牙齿预防蛀牙的作用，所以好多牙膏都加入了氟。

家长可以选择给孩子牙齿涂氟来起到预防蛀牙的作用。

但是，任何东西都有两面性，氟也是这样。少量的氟可以保护牙齿，但过量的氟会侵蚀牙齿。所以当你长期居住在高氟地区，就不建议涂氟或者使用含氟牙膏了。

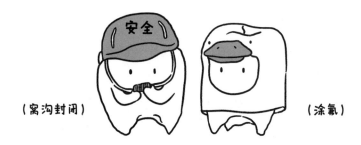

（窝沟封闭）　　　　　　　　　　　　（涂氟）

除此之外，我还有一些想说的。

为什么吃同样的饭，用同样的牙膏刷牙，有一些人就容易有蛀牙，有一些人不容易有蛀牙？

难道蛀牙也是看人下菜碟吗？

是的。

哪里不同？

不同在每个人的口腔菌群。

菌群不一样，患病的风险就不一样。

这个很好理解，同样一个苹果，你放在冰箱里和放在炎热的夏天，它腐烂的情况是不一样的。

苹果还是那个苹果，不一样的是环境。

这也就是中医的大道之处。

中医看本体和外界所处的关系是否融洽。

关系融洽，阴平阳秘，皆大欢喜。

关系不融洽，那就有可能不利于本体。

但是，本体改变了，外界没改变，那本体早晚还是会趋向混乱的。

就算牙齿涂了氟，你的口腔菌群没有改变，那牙齿早晚还是会出问题的。

孟母三迁也就是这个道理，谁都想让孩子上好学校，所以说环境很重要。

近年来，西医也越来越重视这一点，口腔本身就是一个小的生态环境，而这个小生态环境是否运转正常，就是取决于口腔菌群。菌群平衡，大家相安无事；有害菌大于有益菌，就会出现口腔问题，甚至导致包括糖尿病、类风湿关节炎等疾病的发生。

对于这种情况，我还是推荐藿香佩兰茶。

它不仅可以清新口气，更可以调节口腔菌群，抑制有害菌繁殖。也就是中医所谓的祛浊，祛湿除热。

中医没有治牙齿本身，中医只是帮助口腔恢复到一个菌群平衡的状态，就像维和部队，这不就够了吗？

得中耳炎的孩子真不少

◎ 一、了解中耳炎

中医就是个全科医学。我在医院里面既得是儿科医生，又得是内科医生，还得是妇科医生，你看，偶尔也需要充当耳鼻喉科医生。

儿童中耳炎有三种，分别是急性中耳炎、分泌性中耳炎、慢性中耳炎。但实际上我最常见的还是前两种。

现在的家长对孩子都很关注，一有点儿风吹草动就立马就诊，上次一个孩子得过敏性哮喘，6个家长陪着，一个诊室都塞不开。

由于治疗及时得当，所以慢性中耳炎的发生率并不太高，起码在我门诊上是这样的。

那中耳炎是怎么造成的呢？

耳朵分为三个部分：外耳、中耳、内耳。

中耳腔就像是一个梭形的小盒子，里面是有空气的，这样就使内外的气压处在均衡位置，让鼓膜更好地共振来获得声音，然后声音通过听骨链传入内耳。

因此，中耳腔并不是一个完全密闭的空间，它是有一条地道和鼻咽相通的，那就是咽鼓管。

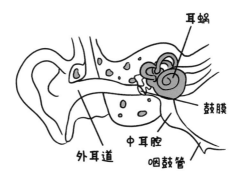

耳蜗

鼓膜

中耳腔

外耳道　咽鼓管

　　儿童的咽鼓管是那种短、宽、直的状态，生理性狭窄还没有发育形成，而且接近水平位，所以某些上呼吸道感染如扁桃体炎、鼻炎等造成鼻咽部的分泌物增多，这些炎症会顺着咽鼓管进入中耳，使其污染，而形成中耳炎。

◎ 二、中耳炎的治疗方案

　　大多数孩子都会说耳朵里面疼，或者耳朵响，但有一些孩子不会表达，这就让家长很难发现问题。

　　你家有没有养过狗狗，你有没有发现有时候狗狗会不停地用爪子挠耳朵？

　　患中耳炎的孩子也会这样，会摸耳朵、挠耳朵，这个时候作为家长的你，脑袋里面需要蹦出一个中耳炎的选项。

　　你家的孩子烦躁、时不时地摇头，入夜不眠，且看到好吃的也没有胃口，这个时候作为家长的你，脑袋里面需要蹦出一个中耳炎的选项。

　　你家的孩子耳朵忽然有分泌物，或者听力有点儿迟钝，有时候可能会有发热的情况，这个时候作为家长的你，脑袋里面需要蹦出一个中耳炎的选项。

这个时候你去找医生，医生会让你检查血常规、CT 和一部分的听力测验，由此再结合现有症状来做出判断。

实际上，中耳炎不严重，但需要正确且及时的治疗。治疗不当，有可能会影响到听力甚至智力的发育。

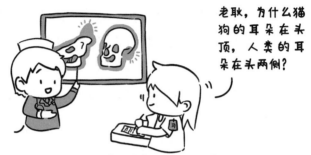

老耿，为什么猫狗的耳朵在头顶，人类的耳朵在头两侧？

实际上人类和猫狗的耳朵位置是一样的，只不过由于人类特殊的颅骨结构和直立行走的方式，让人产生了错觉。其实大家的耳朵都是长在脑袋和脖子交接的位置，只不过有的大有的小。

在西医领域，都是进行抗炎治疗。但对于中医，就不一样了。

我常见的这个病，基本上都有过上呼吸道感染的情况。比如说孩子前几天感冒了，比如说孩子有腺样体肿大或者鼻窦炎的情况，这都容易造成中耳炎的发作。

也因为这个情况，我基本将中耳炎分为两种类型。

1. 外感型

什么意思呢？就是孩子现在以感冒的症状为主，同时出现了耳朵胀痛、头疼等情况。

这种情况我们首先还是以治疗感冒为主，因为病根还是感冒引起来的。

这个时候很多感冒的方子是可以选择的。直接根据孩子的症状来判断感冒所处的阶段，并进行用药治疗就行。

比如说麻黄汤、银翘散等，都是有可能用得上的方子。

一般来说，感冒好了，中耳炎也就好了。

儿童疾病有一个特点，发病急治得快，来也匆匆去也匆匆。只要你治疗及时，治疗得当，很快就可以痊愈。

2. 肝火旺型

这个要复杂一些。除了感冒之外，有很多疾病会引起中耳炎，或者合并中耳炎同时出现。

比如说扁桃体炎，比如说腺样体肿大，再比如说鼻窦炎等。

因为它们都挨得很近，就像邻居一样。如果上门推销的去了耳朵家，那就有可能去楼上的鼻子家，也有可能去楼下的咽喉家。

症状：像这种肝火旺盛造成的中耳炎，除前面讲的中耳炎症状之外，还会附带腺样体肿大、鼻窦炎、扁桃体肿大的症状，孩子脾气大，舌质红，可能会有大便干的情况。

处方：小柴胡汤加减

柴胡 6~9 克、黄芩 6~15 克、清半夏 6~9 克、蒲公英 15~30 克、党参 3~6 克、甘草 3~6 克、石菖蒲 6~9 克。
（剂量仅供参考，请在医生指导下用药。）

方解：小柴胡汤这个方子是治疗肝胆少阳经疾病最常用的方子之一，从感冒到头痛到五官疾病到消化不良甚至少女痛经都是可以治疗的，可以说是中医方剂的老好人，哪里需要去哪里。

柴胡入肝、胆、肺经，疏肝解郁，是肝胆经疾病最常用的药物，它就好像是一个主人，你去家里做客，谁都可以不在，但主人必须得在。黄芩入肺、胆、脾、大肠、小肠经，清热泻火解毒，和柴胡配合，疏肝郁泻肝火，一个唱红脸，一个唱白脸。清半夏化痰散结，是治疗儿童炎性肿大很常用的药物。蒲公英入肝、胃经，清热解毒消肿，也是治疗儿童上火严重最常用的药物之一。党参、甘草健脾和胃，我给学生上课的时候时常有人问我，这两味药材可不可以去掉。我说不行，因为人体是一个平衡，有泻火的，就必须有调养的，不要让这个天平斜得太厉害。石菖蒲入心、胃经，化痰开窍。这是一个很好用的药物，鼻炎、头痛、中耳炎甚至睡觉打呼噜都是可以用的。你想中耳炎咋回事？不就是湿热火毒让耳窍不通吗？开了窍，去了火，病就好了。

在这个时候，很多孩子可能会出现大便干的情况，可以加入生大黄 3~6 克，泻火通便，这样治得更快。

中成药：蒲地蓝消炎口服液（片）

【成分】蒲公英、板蓝根、苦地丁、黄芩。

【适应症】清热解毒、抗炎消肿。

◉ 三、中耳炎的预防

1.增强免疫力，预防感冒

为什么要这么说？因为绝大多数儿童得中耳炎都和感冒有关系。

换句话来讲，只要保证不感冒，那基本上就防住了一半以上的儿童中耳炎的发病机会。

另外，如果孩子有过敏性鼻炎、鼻窦炎或者扁桃体肿大、腺样体肿大等情况，需要及时用药治疗，不要等着炎症蔓延了再治，那样就晚了。

2.正确地擤鼻涕

记得小时候感冒，我妈给我擤鼻涕总让我使劲，实际上这是错误的。

这种方法很容易使感染进入耳朵，擤鼻涕应该温和而不使蛮力，一次不彻底那就多来几次。

3.注意环境卫生

首先你要知道，环境因素是会造成儿童中耳炎发病的。比如：二手烟，烟味可以干扰咽鼓管的正常活动；游泳，不干净的水质可能会诱发中耳炎。

4.有一颗警惕的心

如果你家是大孩子，那还好，起码他能给你表现出哪里疼哪里不舒服，是怎么个不舒服。

如果是小朋友，那就只能凭感觉去判断了。

5. 栀子茶

如果你家孩子是肝火旺盛的体质，不光容易犯咽喉炎、中耳炎，脾气也很大，学习还浮躁。

这就需要栀子茶来预防一下。

处方： 栀子3克、菊花3克、甘草3克。
（剂量仅供参考，请在医生指导下用药。）

方解： 栀子、菊花都可以清热泻火，对肝胆火旺最为合适；甘草保护肠胃。

这就是一个专门预防或者治疗轻微肝火旺盛的小方子。你想预防中耳炎，可以用它；预防结膜炎、麦粒肿，可以用它；预防头痛、鼻窦炎，可以用它；预防抽动症，可以用它。总之，所有肝火旺造成的问题，都可以用这个方子解决。

还有一点需要注意，栀子性味寒凉，用量过大可能会有拉肚子的情况。

不做小鼻涕虫

"小的时候宝宝揉鼻子觉得挺可爱，大了一些孩子揉鼻子的小动作叫人心烦，再大一些他还是揉鼻子，我才后悔当年竟然不懂这是病。"

是的，这就是慢性鼻炎。

◎ 一、了解鼻炎

实际上，儿童鼻炎的发病率比较高，从幼儿园到小学均容易出现。

在我诊室里最常见到的，是急性鼻炎、急性鼻窦炎和过敏性鼻炎这三种。

急性鼻炎的另一个名字更被我们熟知，叫感冒。孩子会有怕冷、想多穿衣服或者靠近暖气的情况，可能会发热，鼻子干痒。急性鼻炎前期一般出现清水样的鼻涕，鼻塞头痛，闻不到味道；后期为黄稠鼻涕，可能会有咽痛或者中耳炎的情况出现。

急性鼻窦炎患者会出现持续性鼻塞、流黄稠鼻涕，并且有头晕、乏力、烦躁、嗜睡、头痛的情况出现。

过敏性鼻炎患者平日没有症状，一旦遇到尘螨、花粉、动物皮毛等过敏原，就会出现打喷嚏、鼻塞流涕等情况。

当然，如果没有得到有效的治疗而使鼻子的炎症反复发作，就会形成慢性鼻窦炎和慢性鼻炎，但我们现在的医疗水平和医生覆盖率都比较高，所以儿童里面发展成慢性鼻窦炎和慢性鼻炎的情况并不算多。

在这里，我只把常见的跟大家聊一下。

耿大夫，鼻炎和鼻窦炎有什么区别？

在鼻腔周围，咱们的面部骨头里有一些小的气孔，与鼻腔相通，就像一个个山洞一样，我们把它们分别叫作上颌窦、额窦、筛窦和蝶窦。

所以你可以简单理解成，鼻炎就是鼻黏膜的炎症，而鼻窦炎就是这些气孔的黏膜炎症。如果把炎症比作烤火的话，那鼻炎就相当于在平原上烤火，而鼻窦炎就相当于在山洞中烤火。

平原——鼻炎

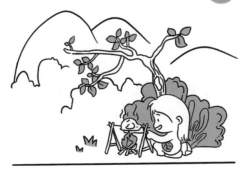

山洞——鼻窦炎

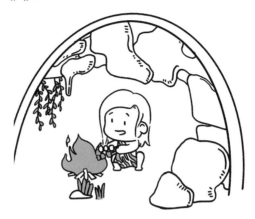

　　当然，鼻道和鼻窦的黏膜是相通的，因此鼻炎和鼻窦炎经常会同时出现，鼻炎可以引发鼻窦炎，而鼻窦炎也会不断地导致鼻炎发作。

◎ 二、鼻炎的治疗方案

　　急性鼻炎、急性鼻窦炎和过敏性鼻炎是西医对鼻炎的分类。中医管鼻炎叫鼻渊。渊，水潭的意思。

　　流出鼻孔的鼻涕，就像泉水喷涌出水潭，你看，多么形象的词啊。

　　曾经有人问我，中医和西医治病的不同在哪里。它的不同就在于：西医是辨病论治，得了什么病就用什么药；而中医则不同，中医不看病，看症状，更看证型，所以叫辨证论治。一个病不同的证型用不一样的方子，两个病如果同样的证型那有可能用同样的方子。就像我们前面讲的，口臭和便秘，如果都是胃火旺型的，那用的都是承气汤。

中医对于鼻炎的治疗也是这样的。

《黄帝内经》说"肺开窍于鼻"，鼻子是肺之门户，那么鼻炎的病位就在肺。

很多疾病的病位在肺，如感冒、咳嗽、肺炎等，同时我们也会发现，所有涉及肺的疾病实际上都是阶段性疾病。

所以，鼻炎也不例外。

中医按照鼻炎的发生、发展、结局的过程，将其分为三个阶段。

1. 寒证阶段

这个过程的起源，是在身体虚弱正气不足的情况下，受了寒。

这个寒，进入人体，让肺运转失常。《黄帝内经》中讲，肺通调水道，主疏泄，主肃降，就是说，肺主管着全身上下的水液循环。当寒进入人体，影响到肺，让肺的功能失调，该降下来的水液不往下降，就导致了上焦水湿重，就好像阴天的状态，水都在上面，乌云密布很压抑的状态，所以就会出现鼻塞、流清涕、头痛、头晕等情况。

那么我们怎么解决这种乌云密布的状态呢？很简单啊，就是让它下雨啊，下雨之后不就天气晴朗了吗？

那么对应到人体中，让人体下雨，实际上就是发汗。

所以，对于寒证鼻病的这种情况，我们采用的就是发汗、散寒的方法。

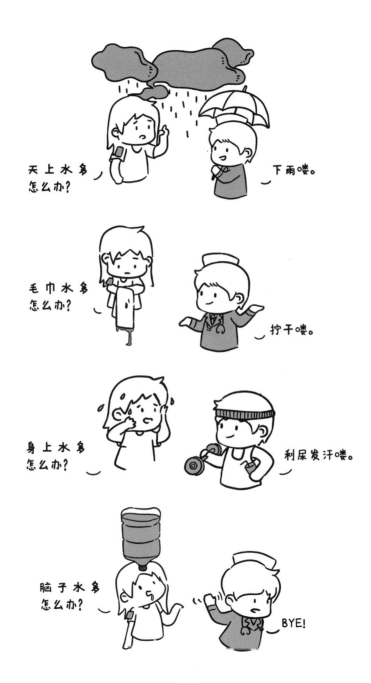

症状：和感冒的症状很相似，怕冷怕风，时有发热，但是鼻子的症状要更加明显，比如鼻塞、流涕，特别是流清水样鼻涕，会伴有头痛、头晕的情况。其他症状不明显。

（1）如果只是轻微有点儿热，并且怕冷、鼻塞，其他症状不明显，可以直接同寒证感冒一样用麻黄汤。

（2）如果鼻子的症状比较重，有清水样鼻涕，擦都擦不完，随擦随有，擦得孩子鼻头红肿得跟草莓似的，特别是对于那些不能出门，一出门一吹风立马就流鼻涕的患有过敏性鼻炎的孩子来说，这个时候，有一个超级管用的方子，就是小青龙汤。

处方：小青龙汤

蜜麻黄3~9克、桂枝9克、白芍9克、清半夏6~9克、干姜3~6克、五味子3克、陈皮9克、茯苓9克、连翘9克、辛夷花6克、苍耳子6克、炙甘草3~6克。（剂量仅供参考，请在医生指导下用药。）

方解：小青龙汤是治疗外寒里饮的方子。什么叫外寒里饮？外寒就是受凉怕冷啊，发热啊，这都是外寒的表现。里饮，就是水下不去积在肺里。

你看，这不正是寒证鼻病最对症的方子吗？

蜜麻黄宣肺通鼻窍；桂枝、白芍发散风寒，对于风寒导致的肺功能问题，恰到好处；清半夏、干姜、五味子，温肺化痰止咳，是治疗寒痰里饮最好用的药对；陈皮、茯苓理气化痰祛湿；连翘清热降火，预防痰郁化火；辛夷花、苍耳子性味辛温，入肺经，可以散风寒通鼻窍，是直接治疗鼻炎的药物（但是苍耳子对人体的肝肾是有一定的损害的，所以不建议长时间服用。如果孩子的鼻炎不严重，那么可以不加苍耳子）；炙甘草调和诸药的味道，健脾益气。

> 中成药：小青龙颗粒
>
> 【成分】麻黄、桂枝、白芍、干姜、细辛、甘草（蜜炙）、法半夏、五味子。
>
> 【适应症】用于风寒水饮，恶寒发热，无汗，喘咳痰稀。亦可用于寒证阶段的鼻炎、鼻窦炎、过敏性鼻炎。

2. 热证阶段

如果第一阶段没有治好这个水，这个水液就会一直停留在肺中。

古语有云"流水不腐"。反过来，水不流动了，放久了会有浑浊甚至会有点儿臭味，这是因为水中的微生物、细菌会不断地繁殖。

人也是这样。

人体就是一台机器，它的运转靠的就是热量。

当肺调节水液的能力减弱时，水停在肺里，也会变得浑浊，也会变臭。

而这个时候的鼻病，也慢慢地从寒证向热证转换。

你想，如果是你，应该怎么处理这些脏水呢？

有人会说泼掉喽。

这些是人体的津液，你生命赖以生存的物质，是不能泼掉的。

你需要的是将脏水过滤，拦住这些脏东西，然后重新启动水泵，让水再次循环起来，流动起来，去它该去的地方。

就好像你家孩子在地上打滚，全身脏兮兮的，你想到的不是扔了他重新生一个，而是给他洗澡，然后穿上各式各样的衣服带着出去玩，这是一样的道理。

症状：像这种由寒证逐步转变成热证的鼻病，症状就比较多变了。会出现持续性的鼻塞，流白色、黄色甚至黄浓鼻涕，可能会出现头痛、烦躁、嗜睡的情况，也会出现咽干咽痛，甚至中耳炎的情况。

> **处方：柴胡桂枝汤加减**
>
> 桂枝 6~9 克、白芍 6~9 克、柴胡 6~9 克、黄芩 9 克、

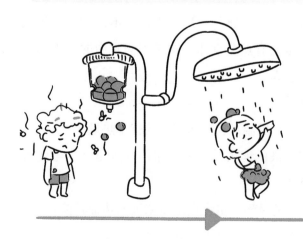

清半夏6~9克、甘草3~6克、辛夷花6克、白芷6克、僵蚕6克。（剂量仅供参考，请在医生指导下用药。）

方解：这个方子是由小柴胡汤和桂枝汤联合组成的。小柴胡汤，就起到了净化器、过滤器的作用，清泄肝肺郁热，疏风通窍，专门治疗热多寒少的症状；而桂枝汤的作用就是疏散风寒，调节阴阳，重启肺的通调水道功能。白芷、僵蚕祛风通鼻窍止痛，还能消炎排脓，对于鼻窦炎造成的头痛效果很好。

中成药：藿胆丸

【成分】广藿香叶、猪胆粉。

【适应症】用于湿浊内蕴、胆经郁火所致的鼻塞、流清涕或浊涕、前额头痛。临床上主要用于风寒化热、肝火上攻引起的鼻塞不通、鼻渊头疼等鼻腔疾病。

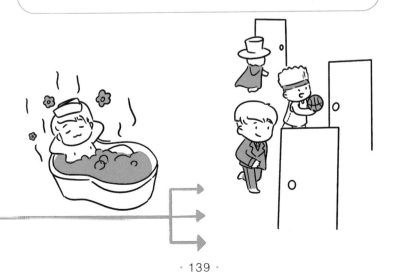

3. 向愈——肺脾两虚

造成鼻炎反复发作的病根是肺脾两虚。

你想：一阵风吹过来，为什么别人家的孩子不受风不得鼻炎，咱家的孩子就犯病呢？

那只能说咱家的孩子免疫力差一点儿，抗病能力差一点儿。而这个"差一点儿"，差的就是肺虚和脾虚。

肺气虚的表现是面色无华，怕风怕凉，容易出汗，跑两步就气喘，容易乏力。

脾气虚的表现是不爱吃饭，形体消瘦，大便不规律。

中医治病，可不仅仅是消除症状就完事了。

中医讲究治病求本，是要做到不让你再犯这种病，因此肺脾两虚的调理也是不可缺少的。如不然，过几天他可能又会犯病。

这才叫真正的治病，才叫真正的向愈。

有一个很好的方子叫玉屏风，这个对于肺气虚、脾气虚的孩子都有作用。使用汤剂的话，一般用量是黄芪 18~30克、白术 6~9 克、防风 6~9 克。

玉屏风，顾名思义，像屏风一样阻挡邪气的药物。

屏风，屏其风也，就是挡风、遮蔽、隔间用的。

你把它往门口一放，风也吹不进来了，外面看不到里面了，自己的私密空间就有了。

那放到人身上，这个屏风就是卫气。

卫气，人体的防卫力量，可以等同于我们所说的抵抗力。

抵抗力强，细菌病毒进不来；抵抗力弱，细菌病毒天天来串门。

而强健卫气的药物，就是玉屏风。

玉屏风只有三味药，分别是黄芪、白术和防风。

黄芪有益气固表的作用，为君药；白术健脾，脾健则气血旺盛，是为臣药；防风性味辛温，有祛风邪的作用。

三味药放在一起，祛风健脾补气，张弛有度，相得益彰。

这个药，儿童使用的最为广泛。

◉ 三、鼻炎的饮食建议

1. 神仙粥

在鼻炎寒证阶段，这个时候跟寒证感冒是一样的，平日可以饮神仙粥，微微发汗，寒随汗出，那自然可以痊愈。

2. 丝瓜排骨汤

在热证阶段，用神仙粥就不合适了，应用丝瓜排骨汤。

取猪排骨 250 克，将其洗净、焯水后，放入电压力锅中煲 40 分钟，取出备用；取丝瓜 1 根，将丝瓜洗净、切块，入锅中翻炒，待丝瓜变软，加入排骨及排骨汤，煮 5 分钟，入少量葱花提香即可。

丝瓜具有健脾通络、清热解毒的作用，对于鼻炎有很好的效果；猪排骨健脾增强体质：二者搭配，不仅味道鲜美，而且营养十分均衡。

3. 山药枣泥糕

中医治疗鼻炎，不仅是治疗，更多的在于预防，也就是健脾补肺。

说到健脾补肺，就不得不提一下我小时候最爱吃的山药枣泥糕，它在鼻炎向愈以及平日预防都是不错的选择。

取食用山药 650 克、红枣 100 克、枸杞子 20 粒、冰糖 4 汤匙、糯米粉 3 汤匙。

洗净山药、红枣、枸杞子，山药去皮，冰糖捣碎备用；将山药切片，与红枣分别放入锅中大火蒸软；红枣取出去皮、去核，并加入适量冰糖粉，捣成枣泥；山药压制成泥，加入 3 汤匙糯米粉，不断揉搓成山药面团，按压成饼，加入适量枣泥，搓成丸子状，置于碟中，入锅中蒸 10 分钟，加入枸杞子点缀即可。

注意，要使用冰糖而不是白砂糖。相较于白砂糖，冰糖更加适合易上火的孩子食用。因为冰糖有益气和胃、清热生津的作用。

山药枣泥糕健脾和胃，最适合肺脾两虚得过敏性鼻炎和反复发作性鼻炎的孩子。

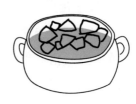

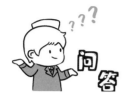

1. 耿大夫，28 岁的我也有鼻炎，有没有办公室小妙招？

莫慌。

辛夷花茶最适合。

取辛夷花 3~5 克、陈皮 2~3 克泡水即可。

辛夷花通鼻窍、祛风寒，陈皮健脾理气化痰。

2. 大夫，中医和西医到底有什么区别？

实际上，你从治疗一个鼻炎上，就可以看出端倪。

西医看的是细节，对疾病的病因进行分析和归纳，并对其一一找出治疗方案。这是一种细分法，分得越细，用药越准。

中医看的是整体，它也探寻疾病的病因，但更看重的是整个过程，我们需要做的就是针对疾病所在过程的某个阶段某个点进行对症治疗。

所以，西医看的是点，越仔细越好。

中医看的是面，越全面越好。

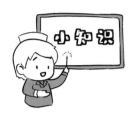

察言观色——鼻子周围的五官

中医对于鼻子的望诊自古以来就很重视。我们叫上诊于鼻，下验于腹。

很多疾病都可以通过鼻子及其周围的皮肤反映出来，对于孩子来说更是这个样子。

所以，望诊对于孩子疾病的初诊和预防极为关键。

很多家长给我留言：耿大夫，孩子鼻根发青是怎么回事？

我来给大家讲一下。

中医对于皮肤的颜色有五色之说，这五色分别对应五行五脏。

（1）青色内应肝，主寒证、气滞、血瘀、痛证、惊风。很多孩子会出现鼻根发青或者下眼睑发青的情况。对于孩子，这种青色代表着寒证、惊风，比如虚寒，比如容易出现高热惊厥。

出现虚寒体质的原因各不相同。

有的孩子身体虚寒是因为吃凉东西太多：夏天吃雪糕，秋天穿着毛衣吃雪糕，冬天抱着暖气吃雪糕。这就容易出现鼻根、下眼睑发青这种寒证的身体表现。

有的孩子身体虚寒是因为脾胃运化较差，不爱吃饭，免疫力也差，这也会出现鼻根、下眼睑发青的情况。还有的孩子脸上出现一块白一块黑的皮肤，这也是脾胃功能较差的情况。

有的孩子也是身体虚寒，但是吃饭没问题，只是经常会喊肚子疼。这种疼痛，基本上都是由肠系膜淋巴结肿大引起的。这时可以给他热敷，疼痛就会减轻。为什么？因为它是寒证，寒证得温则减。

（2）红属火，属心。对于出现脸蛋红或者下眼睑红的情况，要是成年人，我首先想到的就是心脑血管疾病，但对于孩子，绝大多数代表着内热。

你想想，孩子发热是不是小脸蛋特别红啊，这就是内热的一种。

有一位被她孩子折磨出经验的宝妈给我说：耿大夫，我家孩子只要脸蛋一红，那肯定是吃多了，过几天肯定要生病。

是这样的，孩子的脸蛋红，还有可能是积食。

积食的孩子我们前面讲过，会有大便干、舌苔黄、口臭的情况，这些孩子也会有下眼睑红、嘴唇红、脸蛋热的情况。

所以，在发现你家孩子脸上泛出红色的情况下，先搞清楚他大便怎么样，如果近一两天大便干，那就直接用一点儿通便泻火药，让他泻泻火。

这就像是一个烧红了的炉子。炉膛之所以烧红了，那是因为里面的柴火烧得太旺了。这时候，你不能浇水，一浇水，水蒸气上来了就更热。这时候直接撤掉里面的柴火，一劳永逸。

所以，对于内火旺的孩子，你用滋阴的药物没有用，你需要的就是清热泻火药。

你看，中医的治疗方法都在生活中。

经常有大一的学生问我，怎么样学习中医。

我的回答很简单，学会生活，观察生活，自得中医。

（3）黄属土，属脾。你看，经常有人说：哎哟，你脸色蜡黄蜡黄的。

是的，我所说的黄就是这个面色蜡黄。

当你在没有黄疸的情况下，皮肤发黄，就只有两种可能。

一个就是脾虚。你吃不上饭，没有营养，自然肤色没有光泽，会发黄，会没有精气神。

还有一种呢，就是摄入的胡萝卜素过量导致的皮肤黄染，成了一个不折不扣的小黄人，它有一个很不高大上的名字——高胡萝卜素血症。

吃多了橘子、胡萝卜、南瓜、番茄等会造成孩子皮肤发黄，特别是手掌、足底的黄染明显。当然，你也不要焦虑，一般暂停吃这一类食物一个月，黄染就会消失。

（4）白色，属金，属肺，主气血不足。这个很容易理解，你气血不足，所以面色无华，没有光泽，出现煞白的气血不足面相。

（5）黑色，属肾，属水，主寒证、虚证、痛证、血瘀。不知道你有没有见过化疗放疗术后患者，他们的脸色都是乌暗没有光泽的。这本身就是一种精气神虚衰的表现。

妈，我又流鼻血了

"大夫，网上说流鼻血的孩子容易患白血病，我好害怕。"

"放心吧姑娘，你都 28 了，你不是孩子了。"

◎ 一、了解流鼻血

现在的网络，充斥着各种信息，有循规蹈矩的，也有危言耸听的。像这种流鼻血就会得白血病的信息，很容易误导新手爸妈。

实际上，大概有三成的孩子在 6~10 岁期间会出现一次流鼻血的情况。

孩子流鼻血，到底是哪里的血管破了呢？

在我们鼻中隔的前下方这个位置，它的黏膜下方有很丰富的血管分布，血管网很浅，且错综复杂，这个位置，我们叫黎氏区。

流鼻血的位置，就是在这里。

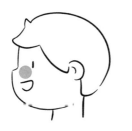
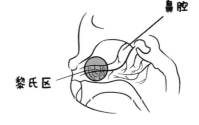

鼻腔

黎氏区

儿童流鼻血的情况其实没有什么季节之分，一年四季都有可能发生。但是当你所处的地域，空气过于干燥，过于炎热，或者室温过高的时候，流鼻血的发生率就要略高一些。

很多的鼻子问题也容易造成流鼻血，像长时间的鼻炎、鼻窦炎、鼻中隔弯曲，这些情况造成鼻黏膜有肿胀和微小的破损，会使孩子有鼻子不适感，而让孩子有揉鼻子擤鼻子的情况，这些动作会让黏膜下的浅层毛细血管破裂，导致鼻出血。

再比如说，孩子有抠鼻子的小习惯，特别是不爱剪指甲的孩子，会损伤毛细血管，也会造成出血。

一些孩子有挑食、厌食的小毛病，造成维生素缺乏，维生素 C、维生素 B2、维生素 K、维生素 P 有修复血管、修复黏膜的作用，当维生素缺乏的时候，也会流鼻血。

最后，也是临床不多见的，血小板减少、白血病、紫癜等也会引起流鼻血。这种情况在电视剧中出现的频率要远远高于生活中，真是应了艺术是源于生活高于生活这句话。

但是家长偏偏就记住了这一条，一看到孩子流鼻血就慌了神。

我有这么一位患者，孩子有腺样体肿大病史，睡午觉的时候忽然流鼻血了，孩子半张着嘴巴，鼻血流到咽喉部使孩子吐了一口血。宝妈看到吓得手都哆嗦了，立马打了120。最后结论是腺样体肿大伴过敏性鼻炎导致的出血。

腺样体肿大本身不会造成流鼻血，但会间接导致流鼻血，所以家长也是需要注意的。

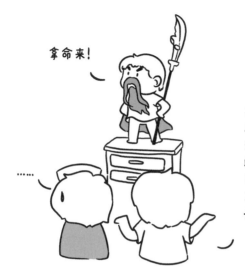

拿命来！

......

大夫，我焦虑。自从我儿看了《三国演义》，每次流鼻血他都抹一把血扮关公，应该带他看耳鼻喉还是精神科？

二、流鼻血的治疗方案

1. 止血的正确做法

你有没有印象，小时候流鼻血你的妈妈是怎么做的？

我妈是这样的：先骂我"叫你不吃菜，流鼻血了吧"，然后让我举起手来，仰起头，同时随手拿出卫生纸，团成圆柱状，塞进我的鼻子里。

这种方法呢，除了骂我不吃菜是有理可循的，其他步骤都是错误的。

举手干啥？投降吗？还是要变身啊？

一位宝妈很神秘地告诉我她家祖传的止血大法：左鼻孔流血举右手，右鼻孔流血举左手。

呃，就算你把脚举起来也白搭啊。

关于仰头，我妈的意思是仰头鼻血就流不出来了。妈，你当我的鼻腔是个盆吗？

仰头很容易使鼻血倒流入咽喉，造成吐血的假象，或者会吞咽入胃，容易造成其他疾病的假象。

用卫生纸按压止血，这个也是不可取的。好多纸巾是未经过严格消毒的，这会造成感染的风险，而且这么软的小纸团，能不能压住出血点还真不好说。

那为什么我们小的时候用这种方法可以止住血？

你之所以止住血，靠的不是纸团和举起手，靠的是你强大的凝血机制和免疫机制。

正确的止血方法应该是：

（1）头部向前下倾，防止倒流。

（2）用干净的医用棉球塞入鼻腔，用手指捏住鼻翼两侧进行按压止血。当然如果你能判断出是哪个鼻孔，直接按住患侧鼻翼就行。大概5~10分钟，血基本就止住了。

（3）在这个基础上，可以用凉毛巾冷敷鼻额处以达到收缩血管止血的作用。

但如果还是血流不止，就建议去医院做进一步检查。

在这里我要说句题外话，有朋友给我留言问我，从小捏鼻子是不是会使鼻梁高挑挺拔。

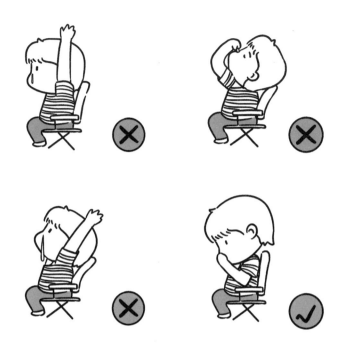

朋友，你捏的是鼻软骨，和鼻梁有什么关系？就算从小捏到 80 岁，你的鼻梁该什么样还是什么样。

2. 治疗方案

《黄帝内经》曰，"阳络伤则血外溢，血外溢则衄血"。

中医讲流鼻血叫鼻衄，是火热造成气血逆乱的表现。

我们闭上眼来想想，你在烧开水，烧水壶里面水很满，在水烧开沸腾的时候，会有不少水溅出来。溅出来的水，就是流出来的鼻血。

这种火热，可能是肺热，天气干燥，喝水少；可能是胃热，吃得太好，过于油腻；可能是肝火，不开心了，生气了。这些都是孩子们经常出现的。

对于成人，流鼻血我们更需考虑到脾虚、肾虚等情况。这么看，还是孩子的病简单，大概率是上火问题。

既然是水烧开沸腾的缘故，那让它凉下来，安静下来就好啦。《伤寒杂病论》的白虎汤，正好对路。你听这名字，很霸气。

白虎，实际上是四象之一。二十八宿体系形成后，由西方七宿组成虎象。其他三象是东方青龙、南方朱雀、北方玄武。

白虎在西方，其性肃降，对应四季是秋季。秋天有什么特点？凉爽，摧毁一夏天的热。用白虎命名的方子，其作用就是去大热，解燥渴。

处方：白虎汤加减

生石膏 9~15 克、知母 6~9 克、黄芩 6~9 克、芦根 9~15 克、甘草 3~6 克、粳米 9~15 克（大米即可）。
（剂量仅供参考，请在医生指导下用药。）

方解：生石膏性味辛甘寒，入肺、胃经，清热泻火，除烦止渴，最擅清壮热。生石膏是这个方子的君药，最主要的药材，也就是象征白虎的药材，天生的将才。生石膏在五行中属金，色白，而肺在五行中亦属金，色属白，对应西方。因此，生石膏和肺联系到了一起，生石膏也被认为是专治肺火旺盛的药材。那么，在孩子上火的时候，我们考虑用药的选项中，就应该有生石膏这一项。当孩子发热的时候，解热降温，用生石膏；当孩子鼻衄，清热止血，用生石膏；当孩子荨麻疹，清热凉血，用生石膏。知母性味苦甘寒，清热泻火，生津润燥；黄芩去肝火而凉血止血；芦根味甘性寒，入肺、胃经，生津止血，去肺胃火旺，在清热的同时还有止血的作用：都是用以辅佐生石膏清热败火的力量。甘草和粳米保护肠胃，制约方子的凉性。

> **"**
> 耿大夫，其他三象的代表药材是什么？
> 麻黄象征青龙，大枣象征朱雀，附子象征玄武。
> **"**

中成药：蒲地蓝消炎口服液（片）

除此之外，我告诉你一个小妙招——芦根水。

对于经常流鼻血的孩子，芦根水再适合不过了。

取芦根20克、麦冬10克，加入适量水，煮开即可服用。

两味药搭配，滋阴降火而不伤胃，最重要的是味道清香。

夏天的时候熬一锅，灌装几瓶，要么放入冰箱冷藏，要么加气制成气泡水，孩子们喜欢得不得了。

从芦根水开始，让孩子们喜欢上喝水。

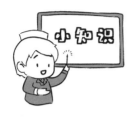

口腔溃疡

有时候我跟家长聊天，发现他们有两个问题是很苦恼的：一个是鼻子出血，另一个就是口腔溃疡。

你的孩子是不是也有这种情况：一个月总有几天得口腔溃疡，总有几天孩子不吃不喝，哭着喊嘴疼，总有几天你恨铁不成钢地骂他"叫你不吃菜，该"！

那口腔溃疡真的就是不吃菜导致的吗？

实际上，这是不全面的。

口腔溃疡是一种很常见的口腔黏膜问题，发病率很高，基本上每个孩子都有得口腔溃疡的经历。它可以发生在口腔黏膜的任何地方，最常见的是舌、唇和颊部。

发病时间根据溃疡轻重不同，从 3 天到 10 天不等，一般是可以自愈的。

造成儿童口腔溃疡的原因有很多。

（1）缺乏锌、铁等微量元素或者 B 族维生素等。家长说的不吃菜会口腔溃疡，指的就是这个原因。

（2）一系列的创伤，馋咬舌头饿咬腮，你不小心咬到舌头、腮，口腔溃疡往往就会接踵而至。

（3）感染性原因。比如患有手足口病、口角炎、咽峡炎。

（4）情绪紧张、劳累，辛辣刺激的食物吃得比较多，或者某些药物影响，同样会得口腔溃疡。

真正在儿童中常见的患口腔溃疡的原因，其实是前两个。

为了预防，正确的饮食管理是必须要做的：一方面做到营养搭配平衡，一方面减少辛辣等刺激物对口腔黏膜的刺激。

同时，如果真的得了口腔溃疡，那需要尽早干预。

其实对于孩子来说，绝大多数口腔溃疡可以归为火旺一类，跟流鼻血一样，可能是肺火旺盛，可能是胃火旺盛，可能是肝火旺盛。同样，都可以用前文的白虎汤加减治疗。

除了中药，还有两个很好使的药物：一个叫西瓜霜，一个叫康复新液。

西瓜霜具有清热解毒、消肿止痛的作用，对于咽喉肿大或者口腔溃疡都有不错的作用。唯一不尽如人意的就是喷在口腔的药物很容易被唾液稀释、带走。建议在使用西瓜霜后可以稍等片刻再喝水。

关于康复新液，它具有通利血脉、养阴生肌消肿的作用，对于口腔溃疡、消化道溃疡有很好的修复作用。所以，如果孩子起溃疡了，你可以用棉棒蘸着康复新液涂在溃疡面上，对溃疡面的消红肿和促愈合有很好的作用。

口腔溃疡和流鼻血都是儿童常见的疾病，一般情况下，都可以自愈，所以如果不严重，可以不用药物进行干预。但是，需要平时的饮食搭配平衡，多吃瓜果蔬菜。

让眼睛歇一会儿

妈妈对我说，从小要保护好眼睛，长大了找对象不眼瞎。

有没有发现，现在"眼镜"越来越多，"小眼镜"也越来越多了？

近视已经成为孩子们的高发病种之一。

那么，我们拿什么来拯救孩子们的眼睛呢？

◎ 一、了解近视

首先，先来了解两个概念——普通近视和高度近视。

普通近视的度数一般在600度以下，戴眼镜视力可矫正到正常。

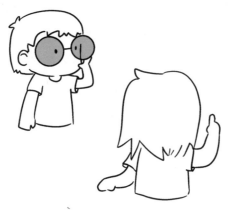

你们晚上骑车如果看到一个人和一条狗，千万不要从中间穿过。

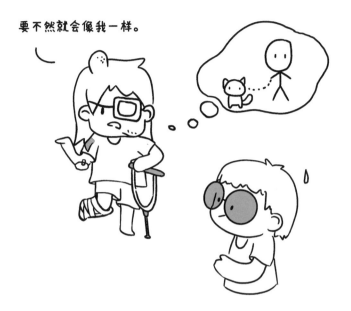

要不然就会像我一样。

　　高度近视是与普通近视完全不同的另外一种眼病，随着年龄的增长，眼睛的生理结构开始发生改变，导致视力逐渐减退。

　　这么看，600度是一个分水岭。

　　孩子为什么会患近视？常见的原因有以下几个方面。

1. 遗传

　　近视具有遗传性。

　　孩子啊，你是否近视，有一部分因素取决于你的父母是否当年注意保护视力。

　　以上总结为一句话，这是一个拼爹拼妈的时代。

父母都近视

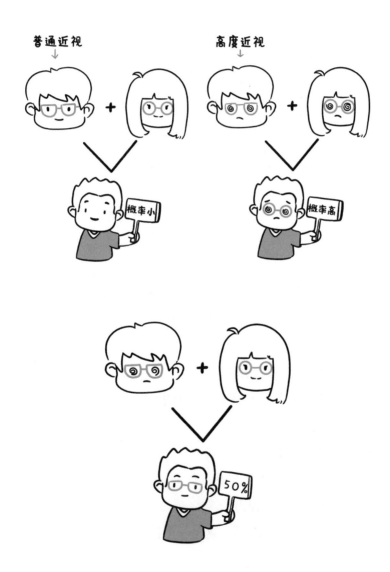

父母其中之一近视

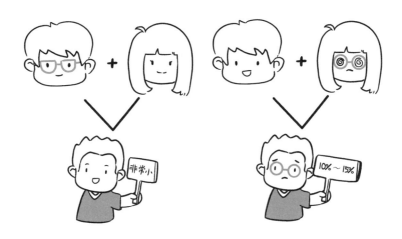

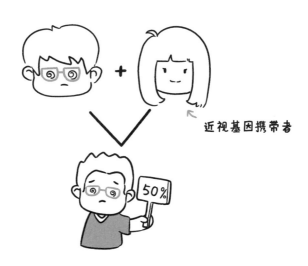

近视基因携带者

2. 用眼过度，外界眼部刺激多

现在的孩子用眼时间都很长，不管是学习还是游戏，都是用眼活动。

跑得多了腿会酸，仰卧起坐做得多了肚子会酸。其实眼睛也是一样，当你长时间无间断地用眼，也会造成眼睛疲劳，久而久之就会形成近视。如果再加上坐姿不对啊，距离过近啊，那造成近视的可能性就更大了。

不知道你用不用手机哄孩子，当孩子哭闹的时候，可能一台手机可以瞬间让孩子安静下来。

在我门诊上经常有1岁多的孩子，给他诊脉、看舌苔时，极度不配合，会哭、会用鼻子吐泡泡，甚至还会鲤鱼打挺。这个时候哄娃神器——手机就上场了，把它摆到脉枕的前面，孩子就可以安静地任我摆布。

你在家里哄孩子的时候是不是也这样子？实际上这样不好。

因为电子产品容易造成视疲劳，屏幕上光的辐射会抑制孩子视网膜感光细胞功能的发挥，引起视疲劳和视力下降。不仅如此，屏幕亮度和视距频繁闪烁变化，会让孩子眼部的睫状肌处于频繁运动的状态，当睫状肌疲劳过度时，孩子很容易患上近视。

3. 户外活动量少

有没有发现这么一点，我们小时候的很多游戏，现在的孩子都不会甚至没有听说过，手机、平板、游戏机彻底取代了滚铁环、丢沙包。

其实，充足的户外活动对视力是有好处的。

显而易见，当你运动的时候，眼睛不停地转换视野，一会儿看近处一会儿看远处，这就增加了孩子远眺的时间，减少了伏案学习时候近距离的用眼状态，这对于防控近视是很有利的。

4. 饮食营养不匀衡

这是造成近视的一个重要因素。

从小我妈就给我讲我爸不爱吃胡萝卜所以眼睛小的传说，吓得我那时候天天一根蒸胡萝卜。

直到我皮肤泛黄医生说我胡萝卜素摄入过量，我妈才给我停了下来。

那时候我吃胡萝卜，就跟现在孩子们吃肉、汉堡一样一样的。

偏食、挑食在儿童中极为普遍，这就导致孩子维生素、矿物质摄入较少，眼睛跟身体一样，可能就出现营养缺乏，这也导致了儿童近视发病率越来越高。

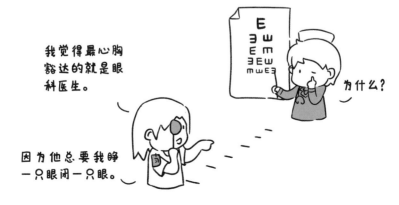

◎ 二、近视的治疗方案

《黄帝内经》指出，"肝开窍于目"。肝血足，则眼睛又黑又亮；反过来，当你用眼过度，耗费气血，那就会造成肝血不足。

中医有很多知识都是源自生活的，有很多道理用生活中的常识去解释，就会茅塞顿开。所以有时候我给学生讲课，特别是大一新生，我不会给他们讲课本，因为会犯困，不光他困，我也困。我会给他们讲生活，你会生活了，自然而然就懂道理了。

这大抵就是大道至简的意思。

你想，你长时间看近处，眼睛的肌肉长时间就跟皮筋一样拉得紧绷，如果你很长时间去拉扯一个皮筋，皮筋会被拉长，它就缩不回去了，眼睛肌肉也是一样，这就是痉挛的状态。此时，我们需要解除这种痉挛的状态，让眼睛肌肉软下来，从亢奋到安静下来。

中医上讲，肝为刚脏，肝藏血。意思就是，肝是力量强大的脏腑，同时呢，它内部还藏血。

强悍的外表下有一颗柔软的心。

只有强悍的外表才能保护柔软的心，也只有柔软的心才能抑制强悍的外表不让它为非作歹。什么重要？当然是柔软的心重要。

对于肝，那就是血最重要。

血可以给肝提供强大的能量支持，血可以让肝使劲不要太过。

所以，滋肝血就是让亢奋转为安静的关键，滋肝血就是让眼睛肌肉不再痉挛的关键。

1. 代茶饮

在临床上，很多孩子来找我调理身体，有很多会有近视的情况，我会给他们用一下很小的方子代茶饮，家长反馈效果不错，用的就是滋肝血的理论。

孩子本来吃中药就很费事，而这种慢性病也不是一天两天就可以搞定的，代茶饮就更合适一些。

与其为了吃药弄得家里鸡飞狗跳，不如喝点儿代茶饮，显得母慈子孝。我总结了一个很靠谱的方子。

处方：黄芪 6~9 克、白芍 3~6 克、菊花 3 克。（剂量仅供参考，请在医生指导下用药。）

方解：黄芪补气，性味甘温，入脾、肺经。想象一下，你过劳不休息，会乏力困倦，这就是气虚。眼睛也这样，长时间用眼，眼睛也会累，它不会喊累，但会调节失衡，会视野模糊，这也是气虚，所以需要用黄芪补气。白芍性味酸寒，入肝、脾经，养血柔肝，滋肝血，缓解这种亢奋的状态，缓解痉挛的状态，说白了就是起到了补血的作用。菊花性味苦甘寒，入肝、肺经，去肝火而明目。

这三味药配合在一起，不仅仅是治疗和预防近视，更多的是可以补气血，预防上火，增强抗病能力，味道甜甜的，这个给孩子喝再好不过了。

当然，如果是成人缓解视疲劳，可以加入枸杞子等，滋阴补肾。但对于孩子，还是算了，喝多了会上火。

2. 理疗

除了代茶饮，中医防治近视还有一个杀手锏，就是理疗。

你觉得理疗很遥远，其实很近，我们从小就给眼睛做理疗，那就是眼保健操。通过对穴位的按摩，起到舒缓肌肉的效果，从而缓解视疲劳。

太阳穴、鱼腰穴、攒竹穴、丝竹空、四白穴、睛明穴等穴位分布在眼睛周围，都有清肝明目、养血通络的作用，对其进行适当地按压和按摩，可以起到保护视力，缓解视疲劳和痉挛的作用。

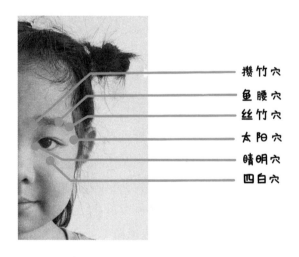

3. 核桃灸

另外，我还有一个好东西，不管是孩子的假性近视，还是成人的视疲劳，这个都相当好使，那就是核桃灸。

原理很简单，核桃是用来隔热保护眼球不被烧伤、烫伤的，点燃艾柱，让眼睛周围加热，扩张血管加速循环，使眼睛润滑液增多，同时让眼周肌肉放松下来，老好使了。

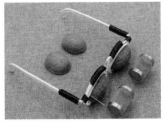

可以一周做 2~3 次，每次半小时以上，大概一周就会见到效果。

但是，在使用期间，一定要注意不要被烧伤、烫伤。

虽然说真性近视是无法治愈的，但我们可以停止它继续往下发展的脚步。

怎么做？代茶饮、按摩加核桃灸。

此外，还可以给孩子食用菠菜猪肝汤。

猪肝有补肝健脾、养血明目的作用，和菠菜一样都富含维生素 A，对保护视力极有帮助。同时，又有丰富的铁元素，为制造红细胞提供原料。

取猪肝 200 克、菠菜 100 克，将猪肝泡掉血水后洗净、切片，入煲中，加水，加酱油、盐等调味料。菠菜切断洗净后焯水备用，待锅中汤沸时，加入菠菜，继续炖 10 分钟，加入麻油即可。

三、近视的预防

1. 良好的用眼卫生

需要告诉孩子，脏脏的小手是不能用来揉眼睛的。

需要告诉孩子，人类的眼睛是不能用来看太阳、看强光的。

需要告诉孩子，要想学习成绩好，用眼姿势少不了。

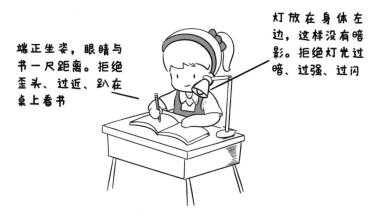

端正坐姿，眼睛与书一尺距离。拒绝歪头、过近、趴在桌上看书

灯放在身体左边，这样没有暗影。拒绝灯光过暗、过强、过闪

劳逸结合。看书半小时歇一歇，闭目养神或者望远；减少电视、游戏机、手机、平板使用时间，半小时歇一歇

2. 给眼睛加油

一定要注意孩子的营养搭配平衡。五谷杂粮、荤素搭配，保证各种维生素的正常摄入。

维生素 A，可以调节暗视觉能力，对维持正常视觉有很大的作用。还可以促进包括结膜角膜在内的上皮细胞的完整性，可以提高免疫力。

维生素 B，可以有效预防视疲劳，并参与糖、蛋白质和脂肪的代谢，维持正常的视觉功能。

维生素 C，参与机体氨基酸代谢和神经递质合成，可以缓解视疲劳和眼睛干燥。

维生素 D，又叫钙的搬运工，对钙吸收起着重要作用。钙不足，直接影响就是眼肌收缩力不足，导致眼球前后径拉长，助长近视。

你可能会问：什么会影响钙吸收？那就是糖。就是那个孩子每天都要吃的糖。

所以，孩子只有减少日常的糖果和高糖食物，做到肉蛋奶蔬菜样样都吃，才能成为一个眼睛明亮的小可爱。

3. 给眼睛一点儿时间，让它自己去恢复

很多家长急脾气，一发现孩子视力下降，就着急上火地要去配眼镜，不戴眼镜就没法活了。

实际上这种过激的举动是不提倡的。

我们要先分清楚孩子是真性近视还是假性近视。

说的简单一些，真性近视就是真的近视；假性近视不是近视，而是视疲劳。

假性近视不是近视，只是因为眼睛长时间处在肌肉紧张状态，而导致痉挛，无法放松，使看远处的时候看不清楚，形成了只能看近处的"近视"。这种情况在经过一定的治疗后，痉挛的情况会得到放松，就可以看清楚远方。所以，你可以理解成，假性近视是可以通过眼部肌肉放松，从而调节恢复视力的，其眼球并没有变大。

但真性近视不一样，是一种不可逆的眼球增长的过程。

如果你的孩子是假性近视，是可以通过治疗和保护，放松睫状肌，视力是可以恢复的。这个时候，可以先不用配眼镜，而是给眼睛一些时间，去锻炼，去休息，去放松。

但如果是真性近视，那就只有佩戴眼镜了。

我所见到的假性近视的孩子，大多数最终都发展成了真性近视。而且，近几年由假性近视往真性近视转变的时间越来越短。

世上没有一种疗法是包治百病的，中医也不例外，所以中医不是万能的。

那怎么办？

没办法，从现在开始保护眼睛吧。

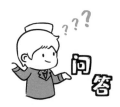

1. 耿大夫，眼镜会不会让我变成金鱼眼？

有可能。

但是你需要知道，造成金鱼眼的元凶不是眼镜，而是后眼轴不断增长造成的，是近视的不断发展造成的眼睛突。

而度数不合适的眼镜会让近视加重更快，所以，眼镜越不合适，金鱼眼就会越厉害。

2. 大夫，我孩子眼睛度数是100度，是不是不用戴眼镜？

是的。300度以下我们叫轻度近视，而轻度近视是可以选择不佩戴眼镜的。但是如果孩子裸眼视力差，看东西需要眯缝眼或者两眼的视力相差大，就需要配眼镜了。

3. 我的孩子近视眼不可怕，等长大了做个激光手术就能看清楚啦。

有这种观点的家长不在少数。

激光手术的原理是对角膜组织进行切削，切薄以重造角膜表面曲率。近视度数越高，切的就越多，安全性就越差。所以，近视还是需要预防的，眼睛还是需要保护的。

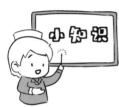

眼睛，你藏了五脏多少秘密

《黄帝内经》记载："夫精明五色者，气之华也。"

这说明，我们的眼睛可以反映人体精气的充足与否。五脏六腑的精气充足则上注于目。

简单地说，这就是个窗口单位。财政拨款足，窗口就装修保养得到位；财政不管，账上没钱，窗口就衰败无光。

这正应了眼睛是心灵的窗户这句话。

《银海精微》有这样一句话：

"五轮：肝属木曰风轮，在眼为乌睛；心属火曰血轮，在眼为二眦；脾属土曰肉轮，在眼为上下胞睑；肺属金曰气轮，在眼为白仁；肾属水曰水轮，在眼为瞳人。"

我们的眼睛是圆形的，从瞳孔到眼睑，是大小不等的

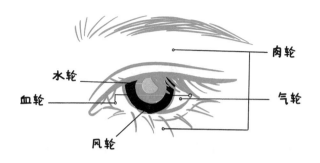

套圆，也就是轮。眼睛不同的位置，代表了不同的五脏。

黑睛属肝，也就是角膜，为风轮。像角膜炎，我们最常见的是肝火旺盛；像青光眼，我们也是从肝入手治疗的。

里外眼角，也就是目内眦、目外眦，属心，为血轮。心火旺盛的时候你的眼角是红色的。

最里面的瞳人，属肾，水轮。当瞳孔出现一系列的病症，就需要从肾入手治疗。

上下眼睑代表脾，为肉轮。当脾胃出问题时，眼睑会有表现。你想，孩子吃多了上火，眼睑会泛红；孩子消化不了，眼睑会泛青。

眼白代表肺，为气轮。你昨天熬夜了今天没精神，喘不上气来，走两步就累，这就是肺气虚，你观察一下眼白，肯定有血丝。你眼白泛黄，有红血丝，这就是肺火旺盛的表现。

你看，中医望闻问切，有很多的诊断方法，五轮就是其中之一。

所以，谁说不会号脉的你，就不会预知疾病呢？

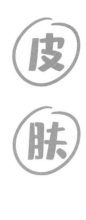

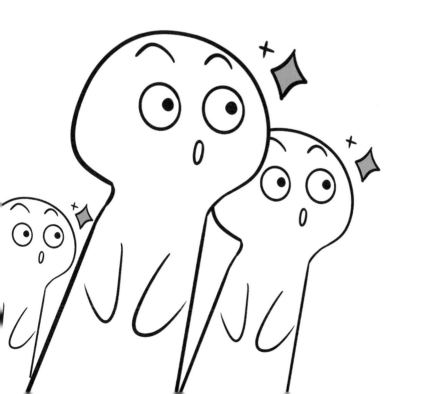

等湿疹好了，你就是最坚强的孩子

"我家孩子今年3岁，我与湿疹战斗了3年。"

如果我问你家孩子有过什么样的皮肤问题，我想十有八九会想到湿疹。

湿疹很烦人，特别痒，还容易犯。

但是，我们又不得不去面对。

你看我这经常有挠着痒痒进来的孩子：有湿疹在脸上的，有在手指手心的，有在胳膊肘的，还有在后背的；有起小痘痘的，有干皮裂口的，还有渗液流黄水的。

那令人讨厌的湿疹，到底是怎么回事？

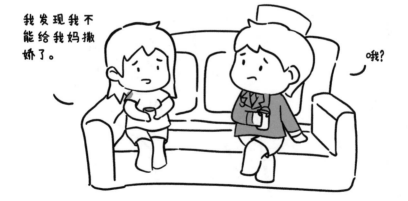

我发现我不能给我妈撒娇了。

哦?

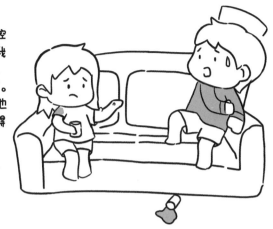

前两天我口腔溃疡,我冲我妈说:妈妈,宝宝嘴疼手痒。我妈很严肃地问我是不是得了口蹄疫。

一、了解湿疹

湿疹,是一种皮肤炎症,会出现皮疹、瘙痒,甚至渗出液。同时,湿疹有一定的对称性和很强的复发性。一年四季,老幼男女均有发生。

湿疹除了出现皮疹之外,最大的问题就是瘙痒。

就是因为这个瘙痒,让很多孩子忍不住要挠几下,但是越挠,湿疹就越严重,形成了湿疹瘙痒—挠抓解痒—湿疹加重—更加瘙痒的恶性循环。

从西医上来说,发生在孩子身上的湿疹,有三种类型:脂溢性湿疹、干性湿疹、特应性皮炎。

脂溢性湿疹容易出现皮肤水疱、丘疹,在挠抓后会出现渗液、糜烂的情况,渗液会成黄色结痂。

干性湿疹又叫乏脂性湿疹,就是皮肤干燥出现裂纹,苔藓样变，会起皮、脱屑，皮肤淡红色，遇水遇热后会变成红色皮疹。时间久了皮肤会增厚、增粗。

关于特应性皮炎，我们学医的有一句话，即找到病因的叫皮炎，找不到病因的叫湿疹。但现在学术界已经倾向将这两个概念合并了。

所以作为患者，如果你听到医生对你说得了特应性皮炎的时候，你是完全可以理解成湿疹的。

所谓特应性皮炎，就是你在有一定遗传过敏史的基础上，又出现了湿疹样的表现。

但不管哪种湿疹，实际上都是皮肤受损而产生的一种炎症。

上面是西医对湿疹的解释，而中医则有另外一种认识。

《黄帝内经》说："卫气者，所以温分肉，充皮肤，肥腠理，司开阖者也"，"卫气和则分肉解利，皮肤调柔，腠理致密矣"。

这个卫，是保卫的意思。卫气就是保卫机体的一种能量。

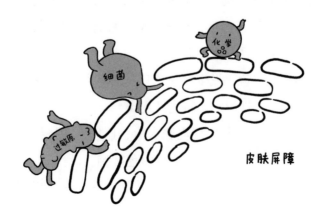

皮肤屏障

这种保卫机体的能量在哪儿？在皮肤。它可以滋养皮肤，充养肌肉和皮下组织，同时让汗孔的开阖排泄正常。

当卫气充足的时候，肌肉健壮，皮肤柔嫩紧致。

所以啊，皮肤是人体的铠甲，是防卫人体的一道防线。

◎ 二、湿疹的治疗方案

中医没有像西医那样根据症状对湿疹进行分类，而是将其看作一个过程，既是水液的代谢转换过程，也是一个湿与热从表入里的过程，更是一个从邪气旺盛到正气亏虚的过程。根据这个过程，将湿疹分为两类：湿热型湿疹、阴虚血热型湿疹。

1. 湿热型

由于饮食不节或者饮食不洁，要么肥甘厚腻吃得太多，给脾胃运化造成负担；要么寒凉冷饮太多，造成脾胃运化功能减弱。这两种情况都导致食物无法正常消化吸收排泄，此时水湿停留体内，日久化热，脾无法控制这股湿热，热气蒸腾，直到人体最外层的皮肤，出又出不来，就像挤公交车一样，车厢满满的，下也下不去。

这个时候，湿与热对人的影响还只是在皮肤表面，发病进展快、症状重，这就是湿热型湿疹。

对于湿热型湿疹，我们是采取健脾祛湿祛热的方法治疗。

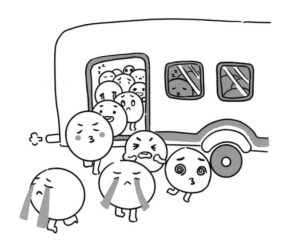

症状：皮肤泛红，有小丘疹或者小米粒样的红疹，顶端可能有水泡，痒，孩子挠抓之后会破出水，基本上是一挠一片，怕热，会出现大便不规律，舌质红舌苔黄。

处方：麻黄连翘赤小豆汤合茵陈汤加减

麻黄 3~6 克、连翘 6~9 克、赤小豆 15 克、黄芩 9 克、茵陈 6~9 克、栀子 6 克、甘草 3 克、白鲜皮 6~9 克、蛇蜕 1.5 克。（剂量仅供参考，请在医生指导下用药。）

方解：麻黄辛温发散，可以打开毛孔，让湿邪有路可退。连翘清热解毒，赤小豆利水渗湿，都可消肿、治疮。黄芩、茵陈、栀子三味药材性味苦寒，最擅长清热燥湿，是专业的下水道清理工。有很多人一提下水道就想到肠道，其实不然。对于人体，所有具有排泄作用的都可以归为下水道，如肠道（排泄粪便）、尿道（排泄尿液）、呼吸道（排泄废气）、皮肤（排泄汗液）等。所以，只要这些地方涉及湿热的情况，都可以用这三兄弟。需要注意的是，因为这三味药苦寒，长时间服用可能会伤及脾胃，因此，加入甘草，一方面调和药物味道，一方面缓和苦寒药物对脾胃的影响。白鲜皮祛风清热燥湿，是皮肤病专用药材。蛇蜕就有意思了，中医是象形医学，讲究以形养形，我们治疗皮肤问题，加入蛇皮，这就可以理解了。蛇蜕还有很好的免疫抑制和抗过敏作用，是很好的皮肤科用药。你看，中医和西医分别用不同的方式来诠释一种药物，虽然理论基础不同，表达方式不同，但结果都是用疗效说话。

2. 阴虚血热型

还有一种情况，你受到了湿热的影响，但是你身体好、身子壮，你只得了很轻微的湿疹，或者是没有明显表现。随着时间越来越久，湿与热会慢慢地灼伤津液，体内水会变少、变稠，变成了我们所说的阴虚血热。打个比方，我们煲汤，小火炖，炖得越久汤越少、味越浓，这个收汁的过程，就是湿与热影响身体津液、血液的过程。随之而来的，是湿疹越来越重、反反复复。

所以，由于加班、熬夜，耗伤气血，造成心阴不足，进而心情烦躁造成心火旺盛，日积月累，形成血热。血热耗伤阴液，皮肤也不例外，皮肤的水分越来越少，出现皮肤干裂，这是阴虚血热型湿疹。

得这一类湿疹的孩子有很多都是湿疹的老朋友，反反复复，用了药就好点儿，一不注意就反复。归根结底，治疗思路错了。水多的湿疹，祛湿热有效果。阴虚水少的湿疹，你越祛湿水越少，虽然有制热的药物，可能当时湿疹会有改善，但随着阴血越来越少，湿疹只会反扑一次，厉害一次。

症状：患病部位皮肤干燥、脱屑、龟裂、变硬，痒，挠后有渗出液。

　　处方：四物汤合葛根芩连汤加减

　　当归9~15克、白芍9~15克、丹皮6~9克、生地黄9~15克、葛根9克、黄连3~6克、黄芩9~15克、白鲜皮6~9克、蛇蜕1.5克、甘草6~15克。（剂量仅供参考，请在医生指导下用药。）

方解：我们先想象一下，怎样让干燥的肌肤不干燥。那就只有两种情况：一种是去内火，抑制体内水液蒸发；一种是直接增加皮肤的水分。

皮肤没有水，实际上就是血虚，所以需要用到四物汤。当归性味甘辛温，入肝、心、脾经；白芍性味酸苦寒，入肝、脾经；用丹皮代替四物汤的川芎，丹皮性味苦寒，入心、肝、肾经；生地黄性味甘寒，入心、肝、肾经。整个四物汤滋阴补血，活血凉血，活脱脱就是个移动洒水车，可以浇灌干涸的皮肤。葛根入脾、胃、肺经，疏风透疹散郁火，起到一个类似麻黄的作用。黄连、黄芩清热燥湿，用于治疗血虚阴虚引起的虚火。白鲜皮、蛇蜕是皮肤科常用药物。甘草性味甘平，是最常用的补益类药材。使用甘草，一方面保护肠胃；另一方面，甘草本身有强大的修复皮肤组织的作用，像治疗皮肤的甘草酸苷就是甘草的提取物。对于急性、湿热型湿疹，使用甘草效果一般，但对慢性、阴虚血热型，需要滋阴补虚的，使用甘草，效果就极佳了。

这两种湿疹实际上就是一个过程系疾病，从一开始的邪气亢奋发病到后来的正气虚弱发病。治疗方法，自然也就有先后之分。

关于湿疹，中医所做的不仅仅是内服，有一些外用的方法也是很合适的。我告诉你一个从西汉就流传下来的方子，叫**黄连粉**，对所有类型的湿疹都有作用。

黄连有清热燥湿、泻火解毒的作用，《伤寒杂病论》记载，"浸淫疮，黄连粉主之"。

浸淫疮，也就是我们所说的湿疹，用黄连粉外涂，可以起到消炎抑菌镇痛的作用。

用黄连粉 50 克，加入适量的凡士林，调成膏状，在清洗患处皮肤之后，涂抹患处。

◉ 三、湿疹的预防及饮食建议

1. 清淡饮食

其实对于很多疾病，都需要清淡饮食。像湿疹，吃得太油腻，体内湿热太重，你会得湿疹；吃上火的食物太多，灼伤阴液造成阴虚血虚，你会得湿疹。所以饮食很重要，还是要清淡，一方面不惹事不招病，另一方面省钱。

同时注意菌群调节。因为菌群的失调，容易造成过敏性疾病的发生。

1）赤小豆薏米粥

取赤小豆50克、薏米100克、花生米30克、桂圆肉10克。将赤小豆、薏米、花生提前泡2小时，然后熬制2小时即可服用。

赤小豆性味甘酸，入心、小肠经，有利水消肿、解毒排脓的作用。薏米性味甘凉，入脾、胃、肺经，有利水渗湿、健脾止泻、除痹、排脓的作用。赤小豆和薏米本来就是治疗湿疹常用的中药，再加上花生、桂圆，健脾养心，味道甘甜，非常适合孩子食用。

2）金银花泡水

如果孩子平时上学怎么办？那好办，用金银花泡水对湿疹有治疗作用。金银花性味甘寒，有清热解毒、消肿除痈的作用，平时用3~5克泡水，不仅可以治疗湿疹，对治疗咽痛、淋巴结肿大等都是有作用的。

2. 适当洗澡

请注意，适当洗澡不是不洗澡，每周2~3次即可。

对于洗澡，有三不要：不要过热，水温控制在30多摄氏度；不要洗太久，儿童洗浴时间建议控制在15分钟左右；不要用过度刺激性浴液，不要大力搓，洗得干不干净和你搓下来多少泥没有关系，建议使用中性的沐浴液或者肥皂，可考虑洗完澡涂抹润肤乳。

3. 其他事项

穿衣要注意。我们知道很多湿疹都和过敏有关系。如人造纤维或者皮草等，都可能成为过敏原，还有很多化工产品如衣物的柔顺剂、消毒剂等也会造成过敏。

定期除螨除尘，在干燥环境下可使用加湿器，但要注意长时间使用加湿器有引发肺炎的风险；多运动，保持好情绪。

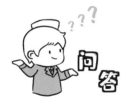

1. 大夫，湿疹是不是因为居住的环境太潮湿了？

不完全是。不要看词解意，就像老婆饼里没有老婆，蛋黄酥里面不一定有整个蛋黄，单位的牛肉烧饼并不一定有好多牛肉一样。

湿是中医讲的体内湿气的湿，是皮肤渗液的湿，不是环境潮湿的湿，但是，潮湿的天气和环境，是有可能造成湿气困脾、湿热内蕴的情况的，是完全有可能引起湿疹的。

在长时间潮湿的环境里，细菌和霉菌容易滋生，这些有可能会成为致敏原，从而引起湿疹。

2. 耿大夫，我家孩子湿疹可不可以打疫苗？

这个需要个人衡量。

部分疫苗有可能会加重湿疹，这个临床上有案例。

建议湿疹急性期暂缓接种疫苗，等湿疹向愈再注射，较为安全。

3. 老耿，我孩子湿疹，用着外用药，是否需要用抗生素？

一般不需要，除非有重度湿疹或者其他感染者。

4. 耿大夫，湿疹会不会传染？

这都 21 世纪了，怎么还有这种问题？有一个很好玩的观念，认为一切皮肤病都是传染的。这是大错特错的。湿疹不会传染，但是湿疹会遗传。

5. 耿大夫，湿疹热敷会不会好得快？

不会。热敷只会止痒。但热敷会加重对皮肤的刺激，这一时的舒服有可能会加重湿疹。

对于有渗液的湿疹，真正需要的是冷敷，建议使用生理盐水或者硼酸溶液进行局部冷敷，减少渗出，减少红肿，减少不适感。

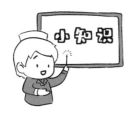

热疹

热疹，也就是我们说的痱子。

湿疹和痱子简直就是熊大熊二难兄难弟的关系，是孩子最常出现的皮肤问题。

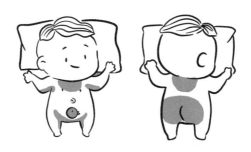

痱子多发部位：脖子、衣服覆盖的胸背部、肘窝、腘窝

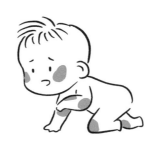

湿疹多发部位：大关节处

它们的症状相似，所以很多爸爸妈妈容易把它们搞混。

其实呢，我们是可以简单判断出来的。

痱子在夏天特别是暑天容易出现。

由于天气闷热，皮肤表面的汗液排泄不畅从而形成湿疹。

你想，在脖子、衣服覆盖的胸背部、肘窝、腘窝，这些部位的汗液比其他地方更不容易蒸发，所以，这些部位发生痱子的概率就更大。

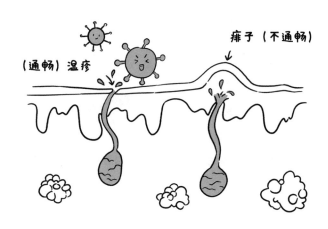

当然，如果你家孩子脑门出汗多，那脑门出现痱子的概率就会大。

如果仔细看的话，你会发现，痱子是一粒一粒的小丘疹样，这也是湿疹和痱子最主要的区别之一。

我们把痱子分为三种：白痱子、红痱子、脓痱子。

白痱子是最轻的一种。白痱子基本没有什么不适症状，表现就是皮肤表面有很小很小的水疱。

红痱子是儿童最常见的一种痱子。在皮肤上分布红色丘疹，在疹子的顶端可以看到小水疱、小白头，会有痒、痛、热的感觉。

脓痱子是从红痱子发展而来的，红痱子发展成了脓包，小白头成了小脓头。脓痱子不好治，需要妈妈细心地照料才行。

其实不管哪种痱子，它就是由于汗液排泄不畅通，湿气停留在皮肤表面发不出来造成的。

对于痱子，我们应该怎么办？

1.通风降温

对于湿疹，降温、开空调没有什么用处。

痱子则不然，打开空调，孩子立马安静下来，痱子带来的不适也会得到很好的缓解。

爷爷奶奶常说：哎哟，夏天就应该热就应该出汗，开空调容易让孩子招湿气。

实际上是不对的。

人在舒适的环境下是更不容易长病，更容易长寿的。

这就像乌龟，它在凉水里就活得长，在开水里那就成了煲王八汤。

我们建议，室温应该控制在 26℃左右，既不凉也不热，不出汗也不冷，刚合适。

而在这种环境下，痱子机体就会消退。

2. 勤擦汗、勤换衣

湿疹是由于皮肤干燥造成的，而痱子是由于出汗太多捂出来的。

所以，要穿一些宽松透气的衣服。孩子出汗多，你要勤擦汗、勤换衣才行。

3. 使用药物

没得痱子的时候可以用**痱子粉**预防；得了痱子的时候建议使用**炉甘石洗剂**。同时，洗澡的时候可以滴点儿**花露水**。

很多家长跟我说：老耿，你说的是错误的，花露水含酒精，对皮肤有刺激作用，痱子不能用。

我不建议把花露水直接涂在表皮上，但可以在洗澡的时候滴入水中，此时花露水的浓度得到稀释，刺激性也会小很多。

花露水本身有清热解毒、消肿止痛的作用，对于部分皮肤问题是可以起到预防作用的。所以在孩子对花露水没有过敏的情况下，夏天可以在孩子的洗澡水中加几滴，对于预防痱子是有作用的。

荨麻疹，可不可以离孩子远一点儿

　　我家孩子5岁那年，突然得了荨麻疹。开始的时候不是很厉害，吃一点儿抗过敏的药就压下去了。但过几天还会犯，就再吃上抗过敏的药。我知道这样不行，查了各种过敏原，啥也没有查出来。再后来，我感觉犯荨麻疹的频率越来越高了，到了每天都需要吃抗过敏药、涂炉甘石来压制的地步。那个时候，大夫告诉我，孩子的病成了慢性荨麻疹，有可能几个月痊愈，有可能3年甚至更长时间才能痊愈。看着孩子痒的样子，我真希望病能转到我身上。

　　为了给他治病，我开始到处求医，各大医院的主任看了，小诊所的大夫看了，偏方用了，还是没有作用。可能人到了绝望的时候，希望就到来了。有一天孩子吃坏了肚子。我家孩子是常年便秘的，我身材比较瘦小，奶水不好，孩子从小就吃奶粉长大，我觉得便秘和奶粉有很大关系，再加上孩子不爱吃菜，所以经常便秘，我们也没有在意。这次拉肚子，我咨询了一下医生朋友，用上了益生菌。你猜怎么着，奇迹就这样发生了。接下来的几天，孩子在漏服几次抗过敏药的情况下，荨麻疹竟然犯得轻了；又过了一段时间，荨麻疹竟然就这样不见了。我不知道是拉肚子治好的荨麻疹还是益生菌治好的荨麻疹，总之后来我让孩子又坚持吃了一段时间的益生菌，有时候天热了出汗多了可能会蹦出一两个小包，但很快就消退了，我已经很满足了。

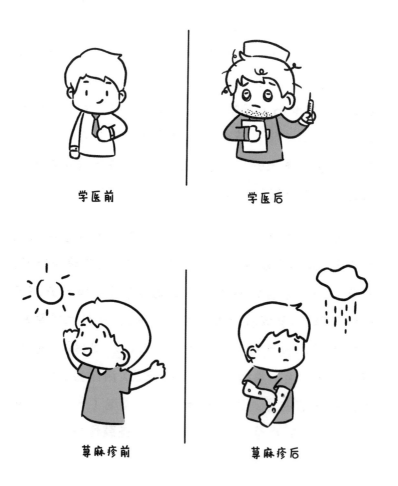

学医前　　　　　　　　学医后

荨麻疹前　　　　　　　　荨麻疹后

⊚ 一、了解荨麻疹

荨麻疹是我们临床上很常见的一种皮肤疾病。表现呢，就是皮肤上出现一个个风团，有的是长条形丘陵状，有的则是橘皮一样一个个的小鼓包，鼓包患处会刺痒难耐。

荨麻疹的发病概率超级高，就算你没得过，你周围的人也有得过的。

但你知道吗，我们统称的荨麻疹，在西医上其实分为以下几种类型：

一是急性荨麻疹。起病急，有剧烈痒感，全身上下很快出现大小不等的红色风团，这种皮疹来得快去得也快，一天之内可发生数次。同时可能会有发热、口唇肿胀、咽峡部肿胀而引起的呼吸困难的情况出现。

二是慢性荨麻疹。荨麻疹发病超过 6 周我们叫慢性荨麻疹，这也是来找我看的最多的一种荨麻疹。身体局部出现风团，大多数是扁平状，呈红色或者中间白边缘红晕的形式，一般症状较轻，但风团时多时少，反反复复，有的可长达数月甚至数年之久。

三是丘疹性荨麻疹。这种是常见于婴幼儿的一种皮肤疾病，特别是春夏常见。你有没有遇到这种情况，带孩子出去玩，特别是户外，回来以后孩子身上出现很多小疙瘩、丘疹？这是怎么回事？实际上这种丘疹大多数跟昆虫叮咬有关系。比如蚊子、跳蚤、螨虫等等，在叮咬后引起的过敏反应。一般都是圆形或者梭形的丘疹，像小米粒状，有的顶端可能会有小水疱。

四是划痕性荨麻疹。字面意思很明确，用手抓挠后或者用钝器划过后，沿着划痕出现的凸起风团。比如说腰带、袖口等勒紧皮肤的地方容易出现。这种风团可能单独发生，也可能与其他类型同时发生。

以上四种类型是我最常见的，其他包括胆碱能性荨麻疹、日光性荨麻疹、寒冷性荨麻疹等，患病人数不多就不再一一介绍。

中医领域，我们把荨麻疹叫瘾疹，《诸病源候论》说：人皮肤虚，为风邪所折，则起瘾疹。

这句话已经很明确地说出了中医对荨麻疹发病机制的认识。就是长时间疲劳状态或者亚健康状态，导致了免疫功能紊乱，在这个基础上，感受了风寒、风湿、风热的外邪，或者体内湿热困脾，化热生风，使皮肤腠理内外不得透发，引发了这种风团出现。

说这些你可能云里雾里，我给你解释一下。毛孔就像门一样，中医叫鬼门，也就是看不见的门。毛孔是可以开可以关的，热的时候就打开，让热随着水排出来，达到降温效果，这就是汗；冷的时候就关上，防止热量流失，皮肤发紧、鸡皮疙瘩就是这么来的。

实际上，人的正常生命活动本身就是一个公式，一个规律，一个大型的复杂机器。

当一个人该吃不吃该睡不睡的时候，这种规律就被打乱了，大脑蒙了，毛孔也蒙了，都不知道自己应该做什么了，也就是免疫功能紊乱的亚健康状态。

中医呢，并不按症状对荨麻疹进行分类，而是按照造成瘾疹的原因，将其分为两类：一类是外因引起的，一类是内因引起的。

◎ 二、荨麻疹的治疗方案

1.外因引起的

这是风邪引起的。不管是风寒、风湿、风热，最主要的致病因素都是风。这个是最常见也是比较容易治疗的。

你想，一阵风吹过来，一阵寒过来，毛孔闭上不打开了，那么热就在毛孔下出不来。想象一下，你老婆把你锁门外不给你开门你着急吧，你踹门吧，这个踹门的过程其实就是荨麻疹的发生过程。

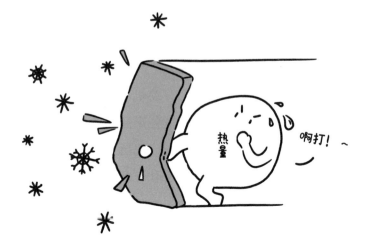

比如，潮湿的环境，皮肤表面的湿度也大，这时毛孔张开，皮肤外的湿热顺着毛孔想往里走，体内的水和热也不断地往外走，这下好了，进也进不去，出也出不来，堵在了门口。这种尴尬的场面导致了荨麻疹。

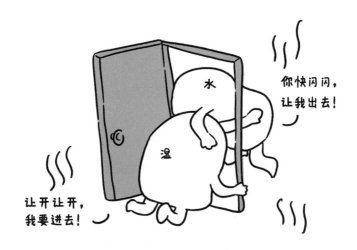

我们知道了造成荨麻疹的原因，那我们就可以对症治疗了。

上面这两种形式，都涉及了一个问题，那就是毛孔的开阖不利，使得热无法正常散发。既然毛孔该开不开该关不关，那就重新给它构造一个开关机制。《伤寒杂病论》中有这么一个方子，叫桂枝麻黄各半汤，就是治疗这种情况的。让他稍微出点儿汗，又不让他出大汗，使毛孔正常开阖。而对于郁在皮肤的热，还有一个方子叫栀子汤。所以治疗这种风邪导致的毛孔开阖不利的荨麻疹用的是桂枝麻黄各半汤合栀子汤加减。

处方：桂枝麻黄各半汤合栀子汤加减

桂枝 6~9 克、白芍 6~9 克、生姜 6 克、大枣 1 个、甘草 6~9 克、蜜麻黄 6 克、杏仁 6 克、栀子 6~9 克、知母 6~9 克、白鲜皮 6~9 克、蛇蜕 1.5 克。（剂量仅供参考，请在医生指导下用药。）

方解：桂枝麻黄各半汤就是麻黄汤加桂枝汤，用轻微发汗的方法，来重新启动毛孔的开阖。桂枝为阳药，主发散，发汗解表；白芍为阴药，主收敛，养血止汗；生姜发汗生津，大枣养血和胃；甘草健脾益气：有收有放，张弛有度，调和营卫。蜜麻黄、杏仁宣肺发汗，即让毛孔打开。栀子性味苦寒，入心、肺、三焦经，泻火除烦、清热利湿；知母性味苦寒，入肺、胃、肾经，清热泻火、滋阴润燥：二者合用，清火祛湿而不伤阴。白鲜皮又叫拔毒牛，一听名字就知道这是一味啃硬骨头的药材，它清热燥湿、解毒止痒，治疗慢性、顽固性的皮肤问题，一定少不了白鲜皮。蛇蜕祛风消肿，有抗过敏的作用。

中成药：荨麻疹丸

【成分】白芷、防风、白藓皮、薄荷、川芎、三颗针、赤芍、威灵仙、土茯苓、荆芥、亚麻子、黄芩、升麻、苦参、红花、何首乌、蒺藜 (炒)、菊花、当归。

【适应症】清热祛风、除湿止痒。用于风、湿、热而致的荨麻疹、湿疹、皮肤瘙痒。

2. 内因引起的

剩下的就是内因，虽然这个桂枝麻黄各半汤合栀子汤加减治疗大部分荨麻疹效果不错，但是还有一些情况是不对路的，如内火旺盛、脾虚。

我们知道，内火旺盛有很多种，如心火旺盛、肺火旺盛、肝火旺盛、胃火旺盛等，但由于孩子的生活较为简单，不像成人有这样那样的压力，有这样那样不规律的生活，所以孩子最常出现的是胃火旺盛。

很多研究发现，荨麻疹患者体内的菌群与正常人群相比有很大区别，如果我们针对菌群进行干预，可能会起到意想不到的效果。这就是前面提到的那位宝妈，孩子出现拉肚子后服用益生菌反而治好慢性荨麻疹的原因。

基于此，我们去想，肠道菌群失调，肠道功能紊乱，对于孩子来说，不是胃火旺盛就是脾虚。

1）胃火旺盛型

症状：口臭，容易上火，容易淋巴结肿大，小舌头红红的，最主要的是会便秘。

在这个基础上，出现荨麻疹，那就应该清泻胃火，让身体达到平衡，这也就是治疗荨麻疹的方法。

同时，临床上我发现，很多患有荨麻疹的孩子，都会隔三岔五有肠系膜淋巴结炎的情况出现。

处方：承气汤加减

枳实 3~9 克、厚朴 3~9 克、大黄 1.5~6 克、甘草 3~6 克、荆芥穗 6~9 克、白鲜皮 9 克、蛇蜕 1.5 克。（剂量仅供参考，请在医生指导下用药。）

方解：枳实、厚朴理气散结，大黄泻下通便，甘草调和肠胃。诸药合用，让内热从大便排出，将肠道边边角角打扫得干干净净，这就是清泄胃热的承气汤。荆芥穗就是荆芥的花穗，芳香气烈，入肺、肝经，解表透疹，是祛风止痒的常用药物。白鲜皮清热燥湿止痒，蛇蜕有抗过敏、止痒的作用。

中成药：防风通圣丸

【成分】麻黄、荆芥穗、防风、薄荷、大黄、芒硝、滑石、栀子、石膏、黄芩、连翘、桔梗、当归、白芍、川芎、白术（炒）、甘草。

【适应症】解表通里、清热解毒。用于荨麻疹、湿疹、大便秘结。

你看，中医是个圆，你看着不相关的症状实际上都在一条线上。

2）脾虚型

症状：不爱吃饭，力气小，瘦瘦的，而且会便溏。

我们是不是直接治疗便溏就可以？实际上这是不全面的。

有一段时间便溏的人，大多数都是脾虚，但脾虚的人呢，对食物等的吸收和转化能力一般，所以多少会有气血不足的情况。而血虚也是造成荨麻疹的原因之一，有一个词很恰当地表述了这种情况，叫血虚生风。门的扇叶锈了，开、关不灵了，该上油了。

既然是这种情况，我们就可以用健脾止泻养血的方法对症治疗。

处方：当归芍药汤加减

当归 9~15 克、白芍 9~15 克、丹皮 6~9 克、炒白术 6~9 克、茯苓 9 克、泽泻 9 克、荆芥穗 6~9 克、甘草 6~15 克、白鲜皮 9 克、蛇蜕 1.5 克。（剂量仅供参考，请在医生指导下用药。）

方解：当归芍药汤，本来是治疗盆腔炎、附件炎等妇科问题的，但用来治疗慢性荨麻疹，也不在话下。

当归入心、肝、脾经，补血养血活血；白芍敛阴生津；丹皮入心、肝、肾经，清热凉血；炒白术健脾益气；茯苓利水渗湿；泽泻健脾，入肾、膀胱经，利水渗湿、泄热化浊；荆芥穗，入肺、肝经，祛风凉血，它的作用类似葛根、麻黄，也是让毛孔张开。同时还有甘草、白鲜皮、蛇蜕这些皮肤科常用药。

中成药：玉屏风颗粒（口服液）

【成分】黄芪、防风、白术（炒）。

【适应症】益气、固表、止汗。治疗由于脾肺气虚造成的免疫低下诸症。

当然，不管是便溏、便秘，在肠胃症状改善后，如果荨麻疹还是没有痊愈，可以再结合桂枝麻黄各半汤的方子，加减使用。

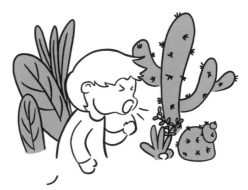

只要我一去植物园，
我的鼻子眼睛就痒痒。

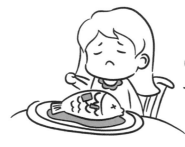

只要我一吃鱼，我
的皮肤就痒痒。

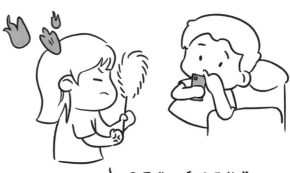

只要我一看孩子他爹，
我就恨得牙痒痒。

◎ 三、荨麻疹的预防和饮食建议

讲了这么多，感觉荨麻疹不好治是吗？的确不好治。也因此，我们更需要做好预防工作。

1. 注意饮食

某些食物如鱼虾蟹贝、辛辣刺激性食物等，是可以引起荨麻疹的，所以一定要注意。

我们来想一件事情，荨麻疹是由于风邪导致的，而感冒等也是由于风邪导致的。它们的基础也就是病根都是一样的，只不过外在的表现形式不同。因此有很多对抗风邪的食疗方法，不仅对感冒有效，对于荨麻疹也是有效果的。因此，神仙粥、紫苏茶都是适合外感风邪的荨麻疹患者的。

对于胃火旺盛的孩子，平日保持大便通畅、合理膳食就可以。对于脾虚血虚的孩子，你还记得前面讲的银耳百合排骨汤吗？滋阴润肺，健脾养胃，这个方子不仅对哮喘有很好的治疗预防作用，对脾虚血虚型的荨麻疹亦有作用。

2. 注意卫生

荨麻疹对空气和家庭环境的要求是很苛刻的，比如尘螨、猫狗皮屑、各种花粉粉尘，都可能会导致荨麻疹。除此之外，橡皮手套、洗衣液消毒剂，甚至化纤、羊毛面料也有可能会引起荨麻疹。

3. 注意药物影响

有一些药物是可能会引起荨麻疹的，比如青霉素、疫苗、阿司匹林甚至造影剂。如果用过药物后出现荨麻疹，首先停药，然后去医院就诊。

4. 注意其他疾病

导致荨麻疹的疾病有很多，如扁桃体炎、中耳炎、鼻窦炎、甲亢、糖尿病、肿瘤等。这些疾病基本上都可使免疫系统紊乱，从而诱发荨麻疹。

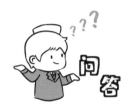

1. 大夫，免疫力差就会得荨麻疹吗？

不是所有的疾病都跟免疫力有关。

荨麻疹就是这样，不仅不是免疫力低，甚至可以理解成免疫力亢进，体内 IgE 这种免疫分子过多，而导致免疫机制失衡，从而引起包括荨麻疹在内的某些过敏性疾病。

因此，荨麻疹跟免疫力低没有半毛钱关系，如果非要往上靠的话，只能说是免疫功能紊乱导致了荨麻疹。

2. 大夫，荨麻疹会传染吗？会遗传吗？

荨麻疹不传染。大家可以放心。

但是，少部分的荨麻疹可能会存在一定的遗传因素。

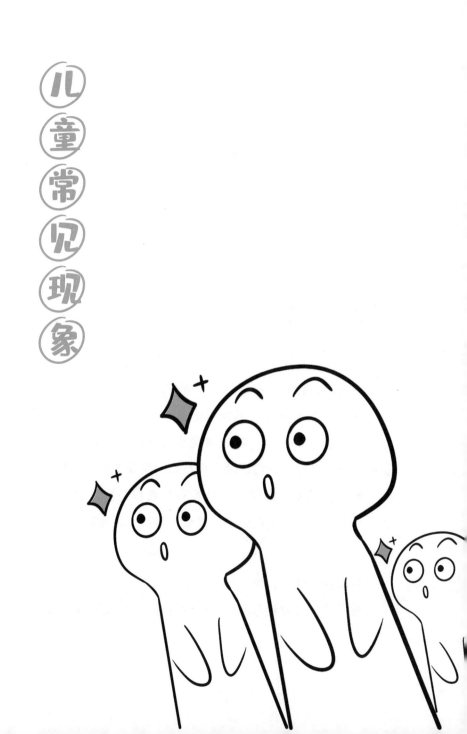

胖娃娃不一定是福气

"我家闺女今年9岁，已经100多斤了。而我今年33，才105斤，要不是因为我是她妈，我真怀疑是不是亲生的。"

你有没有注意到，现在的小胖子越来越多了？你来回顾一下你孩子的班级，是不是有不少小胖墩。

不止孩子，成年人也是这样。

◉ 一、了解肥胖

所有人的朋友当中，都会存在至少一个胖子。

我给大家列两个表（见表1和表2）作为参考。

表1 1~18岁女孩身高、体重表

年龄	身高/厘米				体重/千克			
	矮小	偏矮	标准	超高	偏瘦	标准	超重	肥胖
1岁	69.7	72.3	75.0	77.7	8.45	9.40	10.48	11.73
2岁	80.5	83.8	87.2	90.7	10.70	11.92	13.31	14.92
3岁	88.2	91.8	95.6	99.4	12.65	14.13	15.83	17.81
4岁	95.4	99.2	103.1	107.0	14.44	16.17	18.19	20.54
5岁	101.8	106.0	110.2	114.5	16.20	18.26	20.66	23.50
6岁	107.6	112.0	116.6	121.2	17.94	20.37	23.27	26.74

续表

年龄	身高 / 厘米				体重 / 千克			
	矮小	偏矮	标准	超高	偏瘦	标准	超重	肥胖
7 岁	112.7	117.6	122.5	127.6	19.74	22.64	26.16	30.45
8 岁	117.9	123.1	128.5	133.9	21.75	25.25	29.56	34.94
9 岁	122.6	128.3	134.1	139.9	23.96	28.19	33.51	40.32
10 岁	127.6	133.8	140.1	146.4	26.60	31.76	38.41	47.15
11 岁	133.4	140.0	146.6	153.3	29.99	36.10	44.09	54.78
12 岁	139.5	145.9	152.4	158.8	34.04	40.77	49.54	61.22
13 岁	144.2	150.3	156.3	162.3	37.90	44.79	53.55	64.99
14 岁	147.2	152.9	158.6	164.3	41.18	47.83	56.61	66.77
15 岁	148.8	154.3	159.8	165.3	43.42	49.82	57.72	67.61
16 岁	149.2	154.7	160.1	165.5	44.56	50.81	58.45	67.93
17 岁	149.5	154.9	160.3	165.7	45.01	51.20	58.73	68.04
18 岁	149.8	155.2	160.6	165.9	45.26	51.41	58.88	68.10

注：数据来源于首都儿科研究所发布的 2021 版儿童青少年身高、体重标准。

表 2 1~18 岁男孩身高、体重表

年龄	身高 / 厘米				体重 / 千克			
	矮小	偏矮	标准	超高	偏瘦	标准	超重	肥胖
1 岁	71.2	73.8	76.5	79.3	9.00	10.05	11.23	12.54
2 岁	81.6	85.1	88.5	92.1	11.24	12.54	14.01	15.37
3 岁	89.3	93.0	96.8	100.7	13.13	14.65	16.39	18.37
4 岁	96.3	100.2	104.1	108.2	14.88	16.64	18.67	21.01
5 岁	102.8	107.0	111.3	115.7	16.87	18.98	21.46	24.38

年龄	身高 / 厘米				体重 / 千克			
	矮小	偏矮	标准	超高	偏瘦	标准	超重	肥胖
6 岁	108.6	113.1	117.7	122.4	18.71	21.26	24.32	28.03
7 岁	114.0	119.0	124.0	129.1	20.83	24.06	28.05	33.08
8 岁	119.3	124.6	130.0	135.5	23.23	27.33	32.57	39.41
9 岁	123.9	129.6	135.4	141.2	25.50	30.46	36.92	45.52
10 岁	127.9	134.0	140.2	146.4	27.93	33.74	41.31	51.38
11 岁	132.1	138.7	145.3	152.1	30.95	37.69	46.33	57.58
12 岁	137.2	144.6	151.9	159.4	34.67	42.49	52.31	64.68
13 岁	144.0	151.8	159.5	167.3	39.22	48.08	59.04	72.60
14 岁	151.5	158.7	165.9	173.1	44.08	53.37	64.84	79.07
15 岁	156.7	163.3	169.8	176.3	48.00	57.08	68.35	82.45
16 岁	159.1	165.4	171.6	177.8	50.62	59.35	70.20	83.85
17 岁	160.1	166.3	172.3	178.4	52.20	60.68	71.20	84.45
18 岁	160.5	166.6	172.7	178.7	53.08	61.40	71.73	84.72

注：数据来源于首都儿科研究所发布的 2021 版儿童青少年身高、体重标准。

其实肥胖就在我们身边。

它对人体的影响很大，对成人是这样，对孩子也是这样。

二、肥胖的原因

1. 遗传因素

很多疾病都和遗传有关系，也是我们不能随意改变，但需要去面对的问题。

研究发现,肥胖根本不是意志力不足,而是基因控制的。

至 2004 年,我们发现了 400 多种有可能与肥胖有关系的基因。2021 年美国弗吉尼亚大学通过研究确认了 14 个导致体重增加的基因。

这些基因是怎么造成肥胖的呢?

它们会让你饿,让你食欲旺盛,让你吃得快喝得快吸收得快,也因此造成了肥胖。

2. 致胖环境

1)吃得越来越好、越来越丰富,却越来越不合理

我们吃东西是为了给人体这台机器提供能量。

不同的食物提供能量的多少是不一样的。

蔬菜水果提供的能量较少,但又同时提供了丰富的机器清洁剂和维修剂,也就是维生素和矿物质。

而油炸食物、糖果、高蛋白食物则提供了大量的能量。

我们有多少孩子是奶茶控、蛋糕控、油炸控?

膳食结构不合理,脂肪、糖摄入过多,体内能量超载,就会发生肥胖。

相同质量下不同食物所提供的能量见表 3。

表 3 每 100 克常见食物的能量

单位:千卡

食物	能量	食物	能量
巧克力	589	地瓜干	338
奶油	879	豆腐	82

食物	能量	食物	能量
松子（熟）	530	南瓜	23
奶糖	407	马铃薯（蒸）	69
葵花子（熟）	567	玉米（鲜）	112
核桃（干）	646	菠菜	28
方便面	473	油菜	25
油饼	403	黄瓜	16
油条	388	番茄	11
馒头（标准粉）	236	甘蓝（卷心菜）	24
米饭（蒸）	116	小白菜	17
炸鸡	279	西瓜	26
羊肉串（烤）	206	苹果（红富士）	49
生牛肉（后腿）	106	葡萄（巨峰）	51
生羊肉（后腿）	110	草莓	32
薯片（烧烤味）	548	菠萝	44

注：数据来源于 http://www.hyyhealth.com/food。

2）体育活动越来越少

我记得小时候，小学是走着上学，初中是骑自行车上学。

现在不一样了，孩子上下学需要的运动就是抬腿上车和抬腿下车。如果上下学都这样，那平时日常的体育锻炼就更不能保证了。

随着科技的发展，电脑、平板、手机都吸引着孩子，大量占用了他们户外玩耍的时间。好朋友不是邻居而是网友，游戏不是疯跑而是电子游戏，运动不是踢球而是智力运动。

再大一些的孩子，作业多，负担重，真正能出去活动的时间就少之甚少。

3. 习俗影响

从小，我奶奶就想把我喂成大胖小子。因为在她的观念里，胖是健康、富足的象征；而瘦是免疫力差、吃不饱饭的代名词。

你看那些年画上的大胖娃娃，抱着鱼多喜庆，你没见过瘦得皮包骨头的娃娃年画吧。也就是因为这些潜移默化的认知，影响了我们的生活和思维，让我们接受了胖的现实。

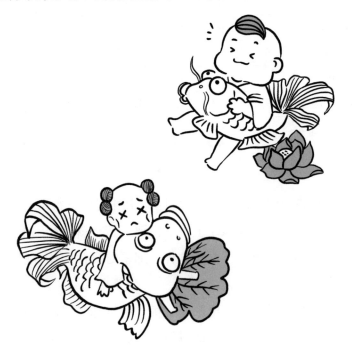

◉ 三、肥胖的治疗方案

孩子们的肥胖，要么是脾虚型要么是痰浊型。

脾虚的孩子，身体胖，肉松软，容易累，总是睡眼蒙眬的样子，跑两步就累，比别的孩子怕冷，容易感冒受凉，容易肚子胀气，容易大便不成形。脾虚导致脾胃消化不了食物。

零件坏了，机器转不动了，脾胃运化功能下降，那自然湿气就堆积在体内。这一类孩子用一个字来概括，那就是懒。

打个比方，你整天不活动，整天吃雪糕冷饮，阳气就不振奋。阳气足，人才可以正常运转；阳气不足，就好像减工资了，脾肯定不开心，干活就不积极，时而偷偷懒。

痰浊的孩子则不一样，虽然说身体也胖，肉则紧实一些，身上有力气，喜欢睡觉，容易上火，身上出油多，大便黏腻，有口臭。

痰湿加重了脾胃的负担，造成脾胃超负荷，机器罢工了，脾胃无法运化，湿气停留在体内。痰浊的孩子的标志就是馋。

有一些孩子吃得太好，大鱼大肉，高脂高糖，这就增加了脾的劳动强度。脾肯定不开心啊，本来挣钱就不多，这倒好，活还增加了，于是脾就不耐烦了，更加磨洋工。

其实不管是哪一种类型，影响的都是脾胃。脾胃失调，湿气不化，便慢慢地堆积，也就成了脂肪。

所以，脾虚是关键，痰湿是表现。

有一个方子，既能治疗脾虚，又能治疗湿气，叫温胆汤。

处方：温胆汤加减

竹茹 9 克、半夏 6~9 克、枳实 6~9 克、陈皮 9 克、白术 9 克、茯苓 9 克、生姜 3~6 克。（剂量仅供参考，请在医生指导下用药。）

方解：竹茹、半夏化痰祛浊，也就是刮油的意思；枳实、陈皮理气化痰；白术、茯苓、生姜祛湿健脾。所以这是一个很好的健脾祛湿化痰方，可以内服，可以泡脚，都有作用。

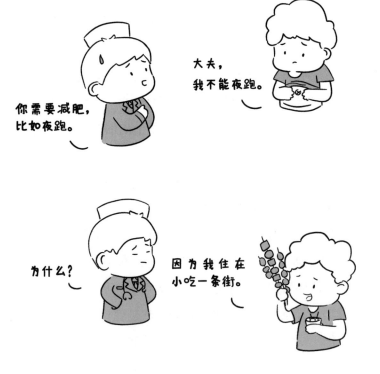

此外，给宝爸宝妈几点建议：

第一，调整饮食，减少高脂肪高热量的食物摄入。同时注意进食习惯，放慢速度，细细咀嚼。

第二，多运动，加速脂肪的分解，促进新陈代谢。

对于儿童，运动应该是一种低强度的有氧运动，持续时间必须 20 分钟以上才会起作用。

第三，对于超重的孩子，在运动的同时，适合再喝点儿薏米赤小豆山药汤。

取薏米 100 克，赤小豆和山药各 50 克，煮开后就可食用。

薏米、赤小豆、山药，既是粮食，又是药材，三味药性味甘平，健脾渗湿，有促进消化、增强体质的作用。

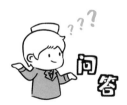

1. 胖点儿好，胖点儿壮。胖点儿才是营养好？

错误。肥胖的孩子身上长的不是肌肉，而是脂肪。脂肪多也不等于营养好。包括青少年糖尿病、性早熟在内的很多儿童疾病，肥胖都是重要致病因素之一。

2. 小时候胖，长长就瘦了。

我多希望你说的是对的，但我用自己来反驳你。

40%的肥胖儿童会发展成青少年肥胖，而约70%的青春前期肥胖会进一步发展成成年肥胖。

3.多活动就能瘦下来？

你喝着奶茶，吃着薯片，每天跑步，你说你能瘦下来，你自己信不？反正我不信。一杯奶茶的热量需要跑5000米以上才能消耗掉，而吃一片薯片就需要跳绳1分钟来消耗热量。

所以，最佳的方法是管住嘴，迈开腿。

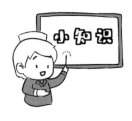

身体过瘦

自然，有渴望自己超重的孩子瘦下来的父母，也就有希望干瘦的孩子胖起来的家长。

不可否认的是，肥胖和偏瘦都是不正常的。

其实造成偏瘦的原因有很多，我们一一来说一下。

1.遗传问题

我们前面讲过，人类存在肥胖基因，那自然，也就存在消瘦基因。有很多爸爸妈妈就是瘦子，那孩子有竹竿样的身材也是正常的。对于这种孩子，如果身高发育正常，身材偏瘦的情况就可以不用去管它。

2. 饮食问题

饮食问题已经成了爸爸妈妈的心病。

生病是饮食的问题，长不高是饮食的问题，肥胖是饮食的问题，消瘦也是饮食的问题。

很多营养不良的孩子体形消瘦。比如吃的不均衡，逮住自己喜欢的就吃几口，自己不喜欢的连看都不看一眼，这就造成了维生素和微量元素的缺乏，也就会影响到发育情况。再比如孩子有厌食的情况，他就是不想吃饭就是没有胃口，饭都不吃了，这跟节食减肥有啥区别。

对于这两种情况，一方面需要平衡膳食结构，另一方面可以参考厌食篇进行治疗和干预。

3. 孩子的免疫力低下

经常长病的孩子都是瘦弱没有精神的。因为刚吃进去的水谷精微还没等着用在发育上呢，就被一场病给整得七零八落，这种情况也会造成瘦弱。

其实意思呢就一个，非遗传消瘦的孩子，调节饮食结构、避免厌食发生，增强体育锻炼增进体质，自然就会胖起来了。

妈妈，我又尿床了

你有没有遇见过这种苦恼：家里宝宝晚上尿床一天两天无数天，本来以为大了就好了，结果 5 岁还是尿床？

喝水多了尿，吃多了尿，玩累了尿，甚至连睡觉前发了脾气晚上也是尿，尿得宝爸宝妈怀疑人生。

这生的哪是个宝宝，这简直是个尿壶。

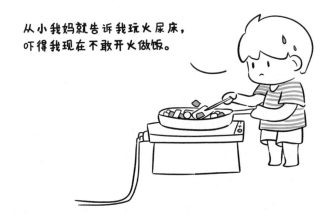

从小我妈就告诉我玩火尿床，吓得我现在不敢开火做饭。

◎ 一、了解尿床

其实家长要知道，什么样的尿床是正常的，什么样的尿床是不正常的。

从医学上来讲，一般孩子在 2 岁时产生了控制排尿的意识，但仅限于白天，晚上还是会尿床，在 3 岁之后这种控制排尿的意识逐步增强，到了 5 岁孩子基本可以控制夜间排尿，所以大多数孩子在 3 岁的时候尿床的频率就开始减少，因此 3 岁以下尿床是再正常不过的。

真正的遗尿病的年龄是 3 岁以上，如果宝宝出现一周尿床两次，连续出现半年以上，才叫小儿遗尿症。

但在临床上没有这么严格，我们会把范围再放宽一些，因为 3~5 岁的孩子有个体生长发育的不同，有可能会出现排尿控制能力强弱不同，所以，真正因为遗尿症来找我就诊的都是 5 岁以上的孩子。

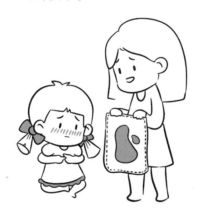

◎ 二、尿床的原因及治疗方案

造成尿壶宝宝的原因有很多，有一些需要干预，有一些可以自愈，我们来讲一下临床最常见的几种病因。

1. 遗传因素

我们发现一个很有意思的事情：遗尿是有一定家族遗

传史的。父母中有遗尿病史的孩子与其他孩子相比，发病率较高。这说明他之所以尿床，完全是因为你是个尿壶；这也说明，你不要因为要给他洗裤子换床单而感到烦恼，因为你今天所做的这些事情可能你的父母当年也为你这么做过。

2. 心理因素

儿童在焦虑惊吓恐慌、精神过度紧张的时候会产生遗尿，这也就是紧张会尿裤子的原因。我记得上小学的时候，我的同学真的就在考试期间尿裤子了，这就是过度紧张造成的。并且，有部分孩子不听话，甚至逆反，妈妈让你往东你往西，有时候可能会出现报复性尿床或者因为想引起父母注意、取得父母关心而尿床。

同时，父母不良的教育方法——没有重视孩子排便习惯的养成，或者过去严格地规定孩子的排便时间——都会影响到孩子的排尿规律，进而出现遗尿的情况。

所以说，心理疏导对遗尿患儿很重要。你会发现这么一个特点——大部分遗尿宝宝都会有低沉、胆怯、不活泼的性格，甚至喜欢离群独处，这样不利于孩子的心理健康。

3. 客观因素

比如孩子白天玩得太累，晚上睡得很沉不容易被唤醒，则会在梦中遗尿；比如孩子晚上喝水太多，肯定更容易发生遗尿现象；比如天气寒冷，皮肤血管收缩，汗液减少，使尿液代谢增多，也会造成晚上遗尿的现象。

4. 疾病因素

由于疾病引起遗尿的人数其实不少，在这里只说我最常见的几个。

1）尿路感染

大多数的尿路感染都是上行感染造成的，意思就是尿道口有很多的细菌，这些细菌一般不会对人体构成危害，但是在机体免疫力低下的情况下就会出现感染，这是最常见的尿路感染的原因之一。尿路感染范围较大，包括肾脏感染、输尿管感染、膀胱感染、尿道感染等。表现如尿频尿急尿痛，夜尿增多，腹痛，尿道口红肿并伴有分泌物等。像这种情况中医一般都归为湿热下注的一类，就是湿热之邪影响到了膀胱开阖情况，而造成小便不得固摄。

所以有孩子最近突然出现遗尿的情况，并且喊肚子疼，我们脑子里首先蹦出来的就是有可能是尿路感染。这个时候怎么办？先查尿常规，然后对症治疗。如果的确出现了白细胞高，那就没跑了。

症状：会出现小便痛或者肚子痛，小便黄而少，容易渴，尿道口颜色泛红，嘴唇也红，舌质红。

对这种情况，没必要治疗尿床，直接针对感染治疗就行。

处方：导赤散加减

生地黄 9~15 克、竹叶 6 克、金钱草 9 克、车前子 9~15 克、甘草 6 克。（剂量仅供参考，请在医生指导下用药。）

方解：生地黄滋阴去火，竹叶清心火利小便，金钱草清肝火、清肾火而利尿，车前子清肾火而利尿，甘草调和肠胃。对于有可能造成儿童尿路感染的心火、肝火、肾火同时用药，避免了因儿童表述不清而出现判断失误的情况，不仅用药量少而且效果显著。

中成药：蒲地蓝消炎口服液（片）

除此之外，我们可以给孩子们喝一些代茶饮，比如竹叶加冰糖，取适量的竹叶和冰糖泡水，味道微甜而有竹香，颜色淡绿可爱，孩子也最容易接受。

2）脊柱发育情况

这里面最常见的就是骶骨隐裂。门诊上有很多家长拿着片子来找我说自己孩子是骶骨隐裂。

什么叫骶骨隐裂？骶骨隐裂是由骶椎位置的部分骨质发育不良导致的。如果患者没有明显的腰背痛，不影响正常工作生活，可以不用去管它。但是这部分孩子更容易出现腰痛，更容易劳累，这也导致患儿更容易出现尿床的情况。临床上由于骶骨隐裂造成的马尾神经压迫，大小便不被控制的遗尿情况不多见，更多见的是由于轻微的骶骨发育不良而造成劳累、腰痛等，间接造成容易尿床。

其实这就是先天不足，肾主骨，先天肾精不足则骨骼不够坚韧，肾气不固则小便自出。

有一个很常见的药，常见到已经快成了保健品的药物，叫六味地黄丸。变成汤剂就要有所加减。

处方：六味地黄汤加减

熟地黄9克、山茱萸9克、山药9克、金樱子6~9克、覆盆子6~9克、鸡内金6~9克、茯苓6克、丹皮6克。

（剂量仅供参考，请在医生指导下用药。）

方解：熟地黄性味甘温，入肝、肾经，益精填髓。山茱萸性味酸涩微温，入肝、肾经，补益肝肾，收涩固脱。山药性味甘平，入脾、肺、肾经，补肝、脾、肾，收涩填精。金樱子性味酸甘涩，入肾、膀胱、大肠经；覆盆子，性味酸甘温，入肝、肾、膀胱经：两者都有补肾缩尿固精的作用。鸡内金就是鸡的沙囊，很多遗尿的孩子都伴随着脾虚的情况，要么积食要么厌食，加入的鸡内金除了可以收涩小便，更可以健胃消食，脾肾双补。这些药合成一起，治标又治本，补肾又缩尿；再加上茯苓健脾利水，丹皮清热凉血，不让其收涩得太过：可以说是起到收放结合的作用。

中成药：六味地黄丸

【成分】熟地黄、酒萸肉、牡丹皮、茯苓、泽泻。

【适应症】滋阴补肾。

3）免疫力问题

你会发现这么一个特点：大多数遗尿患者都会有整体免疫力低下的情况。意思就是吃饭不好、消化不好、大便不好，经常感冒、咳嗽、发热、哮喘等的孩子，尿床的发病率就很高，这个在中医上基本就是因肺脾两虚、脾肾两虚而小便固摄不住出现遗尿。

不管是脊柱发育问题，还是免疫力问题，都和肾有关系，六味地黄丸都管用。

◉ 三、尿床的外治法及饮食建议

治疗尿床，除了吃中药，还可采用一些外治法以及食疗。

1. 艾灸

艾灸肚脐也就是神阙穴，健脾补肾，收涩膀胱。

肚脐是个好东西，肚子疼可以艾灸肚脐，遗尿可以艾灸肚脐，免疫力低下一样可以艾灸肚脐，有很多过敏性疾病的孩子同样可以用艾灸肚脐来治疗。

2. 外治小方法

如果你家孩子不肯吃药，那没关系，我给你一个简单的小方法。用肉桂、丁香、吴茱萸等打粉，用醋调和然后埋在肚脐，用纱布或者敷贴覆盖，晚上贴上早晨取下来，说不定会有意想不到的效果。这个小方法，也是用补脾肾壮阳气的思路，临床效果也不错。

3. 覆盆子粥

除了吃药、艾灸，吃也是可以治疗小儿遗尿的。

覆盆子粥就是一个很好的选择。

取覆盆子 20 克、芡实 30 克、粳米 100 克、山药 30 克、核桃肉 20 克。

将覆盆子煎煮 30 分钟，取汁去渣，加入芡实、粳米、山药、核桃肉，煮成粥食用，根据口味可酌情加入少许冰糖。

覆盆子益肾固精缩尿，芡实、山药健脾益肾固精，核桃肉温肾填精，合在一起煮粥不仅可以健脾益气，更能固肾缩尿。

与其吃好久的中药，真不如晚上把他喊起来尿一次，家长需要给孩子养成一个良好的排尿习惯，这样再配合中药外用，才会起到事半功倍的效果。

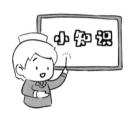

鸡内金

关于鸡内金，宝爸宝妈应该多多少少都听说过，由于鸡内金给人们带来相当大的益处，所以它又被看作鸡身上的黄金。

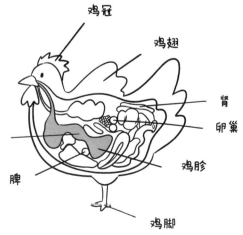

你想，鸡什么都吃，都是叼进嘴里，一仰头就吞下去，之所以能消化，靠的就是它强大的消化系统。

鸡有两个胃：一个叫腺胃，是分泌胃液的器官；另一个胃叫肌胃，也就是鸡胗，是一个砂囊。

因为鸡没有牙齿，所以需要时常吞服一些沙砾，这些沙砾与食物像碰碰车一样来回碰撞摩擦，将食物研磨消化。而这些小石头，就储存在砂囊当中。砂囊为了能储存石头而不伤及本身，进化出了强健的肌肉外壁和硬化抗摩擦的黄色内皮。这个黄色内皮就是鸡内金。

常服鸡内金是有好处的，人体在服用鸡内金后，胃动力提高，胃酸的分泌量和酸性、消化力均有所提高。鸡内金可以提高膀胱括约肌的收缩力，减少尿量。连石头都不怕的鸡内金也可以治疗结石，像胆结石、肾结石、输尿管结石。

临床上，对于不爱吃饭的孩子，对于容易积食的孩子，对于有遗尿情况的孩子，或者有结石的成年人，均可以做保健服用。

你可以将鸡内金研成粉末，装入胶囊，隔三岔五服用。每次服用 1~3 克左右。

也可以做成内金粥。

将煮好的稀饭，撒入 1~3 克的鸡内金粉，放入适量的冰糖或者食盐，搅拌均匀即可。

我的孩子总出汗

"大夫，孩子总出汗，是不是就是缺钙缺锌缺维生素？"

不是的。

好多家长有这种误解，认为孩子身热，就是病态的，认为孩子出汗多，就是缺微量元素。

但真的是这样吗？

我来讲给你听。

◎ 一、了解出汗

孩子就是阳气盛。

阳气就像一个小火炉，抱着小火炉你热不，你出汗不？

所以，大多数孩子的出汗都是生理性的。出汗主要有以下三个方面的原因。

一是孩子的基础代谢快。孩子呼吸快心跳快，这决定了发育期孩子新陈代谢的速度要快，产热也就更快。所以他们怕热，睡觉喜欢蹬被子。

二是孩子都有一个特点：能吃能喝能活动。

孩子们都喜欢吃一些高热量高蛋白的食物，这些食物会增加体内热量，造成怕热、出汗。好多孩子活泼好动，就是那种不停地动，不是嘴动就是腿动。这一类的孩子也就觉得热、出汗多。

说到这儿，就不得不说积食。很多孩子吃得多，营养丰富甚至过剩，会出现积食的情况，而积食的孩子因为胃火旺盛或者大便干内热积滞，也会出现怕热、出汗的情况。

所以，这个时候你要判断一下到底是怎么回事。

怎么判断？看大便、闻口味。

三是有一些家长总是认为孩子冷，所以一层一层给孩子盖，一件一件给孩子穿，白天让孩子穿得像个洋葱头，晚上把孩子盖得像个千层蛋糕。那孩子肯定热肯定出汗多。

我有很多女性病号，因为手脚冰凉、怕冷来找我看病，年轻的、生过孩子的、更年期的都有。手脚冰凉、怕冷和女性的生理特性有关，而和孩子相处时间最长的，恰好就是她们，多愁善感的也是她们。

各位宝妈，如果你以自己对冷热的理解来给孩子穿衣，那就大错特错了。

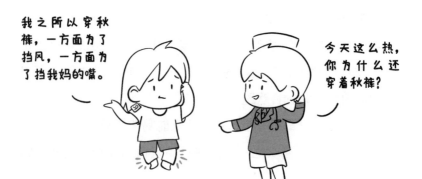

当然，有生理性出汗，就肯定有病理性出汗了。

比如佝偻病。这一类孩子除了出汗多之外，还容易烦躁，不睡觉，容易出现枕秃的情况，也就是后脑勺有一圈头发脱落。这类孩子抗病能力差，对感冒、肺炎基本没有抵抗能力，如果不治疗容易出现 X 形腿、O 形腿。

比如结核病。孩子晚上出汗多，容易低热，消瘦，有时候存在咳嗽、淋巴结肿大的症状。如果家里老人、伴侣、保姆有结核病的情况，你就需要格外注意。

比如营养不良。孩子不仅容易出汗，还出现面色苍白、没有精神、头发没有光泽、厌食的情况，这就需要带他去医院做一系列检查进行判断。

但随着生活越来越好，家长保健、就诊的及时，真正的病理性出汗已经不多见。

◎ 二、出汗的治疗方案

如果孩子平时没有太多的症状，吃喝玩样样精通，只是出汗多点儿，光脚丫子多点儿，我们做家长的给孩子熬点儿什么最适合呢？

我还是认为孩子不需要过多地进补，因为孩子本身就什么都不缺，反而容易上火，补得越多，火上浇油就越厉害。

实际上，在我的门诊上，真正因为出汗来看的没有多少。出汗更多的是作为其他疾病的一种症状出现的。

比如，孩子免疫力差，不吃饭，跑两步就累，容易出汗，风一吹就受凉，这是肺脾两虚，那就用治疗肺脾两虚的玉屏风，健脾益气。气足了，汗就没了。

比如，孩子吃的多，大便干或者大便酸臭，出汗多，有口臭，舌头红，那这是胃热，用治疗胃热的承气汤，体内热少了，体表汗就少了。

很中肯地说，不管是玉屏风，还是承气汤，我都不建议大部分孩子日常保健使用。

如果孩子没有任何症状，那就是阴阳最协调的状态，任何中成药、草药都是有偏性的，你听说这个可以增强免疫力，你就买给孩子吃，这样不但不会起到增强免疫力的作用，反而会破坏孩子的免疫平衡状态，造成阴阳失调，导致上火等情况发生。

那就更别说什么海参、乌鸡、牛尾、鸽子、燕窝了。

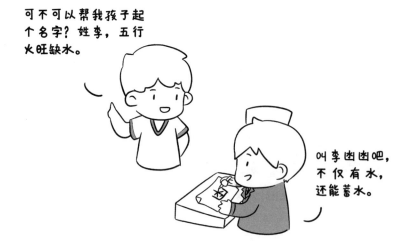

但也不是说只喝白开水最好。

有一个食疗的方子就很好，叫**莲子百合甘草汤**。

取莲子肉、百合各 50 克，甘草 10 克，加入适量清水，煮开即可食用。

此汤安心神、滋心阴，清热又健脾，清补结合而不伤脾胃，给孩子日常食用是比较合适的。

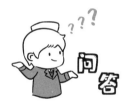

1. 大夫，是不是小朋友怕热我们就不用管他？

不是的。孩子对冷热的意识不强，这就需要父母及时观察，以防孩子生病。

比如说，有很多孩子爱光脚，进门第一件事就是脱袜子，这让手脚怕冷的老母亲羡慕不已。如果是夏天，那还说得过去，但要是天冷的时候，光脚丫容易着凉、受寒，比如感冒、肠胃疾病都是有可能发生的。

2. 大夫，是不是不应该让孩子光脚丫？

不是的。光脚丫也是有好处的。比如可以提高踝关节柔韧性，预防扁平足；比如增强感知器官的灵敏度，进一步开发大脑；比如预防脚癣。现在还有研究发现，光脚走路可以预防心脏病。

讲到这里，你是不是因为没让孩子光脚跑而懊悔？

当然，我们所谓的光脚丫，是有前提的。

地面不要太脏，不要太凉太潮，因为这些都有可能把孩子暴露在疾病下。

3. 大夫，孩子出汗是不是因为缺钙缺维生素D?

有这个可能，但不多见。

现在生活条件都比较好，爸爸妈妈对育儿知识掌握得都比较充分，孩子的营养物质都补充得比较全，所以缺钙等问题造成出汗多的情况不多见。但还是建议要合理膳食，平衡营养搭配。

4. 大夫，孩子出汗多，一跑就出汗怎么办？

我的原则是：眼疾手快，勤擦勤换。

看到孩子疯跑了，就要意识到他要出汗。孩子出汗最多的地方是额头、颈部，特别是后脑勺、腋下和后背。

最叫人头疼的就是额头和后脑勺。

因为出汗，毛孔就会张开，额头和后脑勺没有衣物遮挡，是最容易受风受凉的。

所以好多孩子发热感冒都是因为玩耍后受风导致的。

玩耍没有错误，出汗没有错误，但出汗没有擦就有错误了。

看到孩子出汗一定要擦干，勤脱衣、勤穿衣、勤换衣。

不得不谈的问题——性早熟

◎ 一、了解性早熟

性早熟是指女性 8 周岁以前、男性 9 周岁以前出现第二性征的情况。

什么是第二性征？第二性征是除了生殖器官以外的外貌特征发生变化。

《黄帝内经》曾经这样去论述女性的一生："女子七岁，肾气实，齿更发长。二七而天癸至，任脉通，太冲脉盛，月事以时下，故有子。三七，肾气平均，故真牙生而长极。四七，筋骨坚，发长极，身体盛壮。五七，阳明脉衰，面始焦，发始堕。六七，三阳脉衰于上，面皆焦，发始白。七七，任脉虚，太冲脉衰少，天癸竭，地道不通，故形坏而无子也。"

同样，对男性的论述如下："丈夫八岁，肾气实，发长齿更。二八，肾气盛，天癸至，精气溢，阴阳和，故能有子。三八，肾气平均，筋骨劲强，故真牙生而长极。四八，筋骨隆盛，肌肉满壮。五八，肾气衰，发堕齿槁。六八，阳气衰竭于上，面焦，发鬓颁白。七八，肝气衰，筋不能动。八八，天癸竭，精少，肾脏衰，则齿发去，形体皆极。"

女性在 7 岁开始肾气旺盛，男性在 8 岁开始肾气充盈，所以，我们把性早熟的界限卡在了女子 8 岁前，男子 9 岁前。

今天我们所认识的，祖宗已经在 2000 多年前写了下来，这就是中华民族的智慧和伟大。

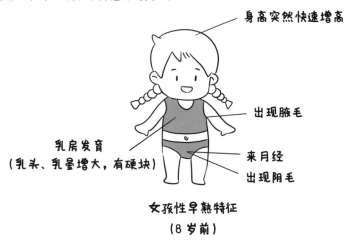

身高突然快速增高

出现腋毛

来月经
出现阴毛

乳房发育
（乳头、乳晕增大，有硬块）

女孩性早熟特征
（8 岁前）

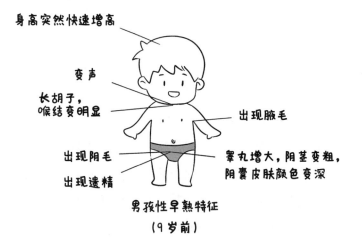

身高突然快速增高

变声

长胡子，
喉结变明显

出现腋毛

出现阴毛

出现遗精

睾丸增大，阴茎变粗，
阴囊皮肤颜色变深

男孩性早熟特征
（9 岁前）

临床上，女童因为性早熟就诊的患者数要远高于男童，这很大程度上是因为男童性早熟的症状不明显，爸爸妈妈没有及时发现或者没有重视。

如果我在临床上遇到一个性早熟的患者，我首先需要辨别他是真性性早熟还是假性性早熟。其实辨别是真性还是假性，关键点就在于垂体功能。

在人们的大脑里有一个很小很小的构造叫垂体。它虽然小，但能量却超级强大，掌管着整个人体的内分泌水平，所以不管是机体的生长发育还是性发育，都需要依赖垂体的调节。

真性性早熟就是垂体发出来指令，要求机体开始进行性发育。假性性早熟就是垂体没有进行指令，但是一系列外源性的因素导致了一系列的性发育。

对于真性性早熟和假性性早熟的区分，需要进行一系列检查，比如性激素、甲状腺功能、妇科B超或男性生殖B超、性激素激发试验等。

这么多年的临床经验，我发现，中医对假性性早熟的效果明确，而且假性性早熟也是最常见的，所以接下来就对最常见的假性性早熟聊一下。

我觉得没长大之前很快乐，因为那时候丑和穷还都不那么明显。

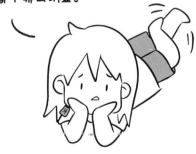

◎ 二、假性性早熟的原因

1. 食品问题

现代人生活条件越来越好，充足、均衡的营养，使得孩子们的器官和各项机能发育良好，身体的发育速度也越来越快，所以性器官的成熟、第二性征的出现也就自然而然的提前。当然，这个原因所起的作用微乎其微，更多的是我们所吃的食物中，存在着各种农药、激素、抗生素的残留。食物链中所存在的各种残留，在孩子们吃到嘴巴里去的时候，也就成了诱发性早熟的潜在风险。

我发现还有很多的家长，特别是爷爷奶奶姥姥姥爷，特别怕孩子吃不饱、吃不好，除了大鱼大肉就是各种补品，长时间的膳食失衡，会导致内分泌紊乱，最终导致性早熟。

2. 环境因素

说到这个问题，先要提一个名词——环境内分泌干扰物，它是一类外源性化学物质，因为与人体内分泌激素的结构类似，所以过多的接触会搅乱人体本来平衡的内分泌代谢过程。双酚 A 就是人类文明史上最常见的一种环境内分泌干扰物，它可能存在于孩子的塑料奶瓶中，可能存在于饮水机中，可能存在于购物小票中，可能存在于妈妈的化妆品外包装中，可能存在于易拉罐中，可能存在于孩子们的玩具中，甚至可能存在于孩子们的袜子中。所以，工业污染、化学污染都会对孩子的性早熟产生影响。

还有一些其他因素。比如，妈妈经常看的爱情片会给孩子提供大量的性信息，这些有可能会刺激大脑激发性早熟；爸爸怕宝贝闺女睡觉害怕开着的小夜灯，可能会抑制大脑松果体分泌褪黑素，从而减弱对发育的抑制作用；遗传妈妈月经初潮早；等等。

为什么要治疗性早熟？

这个还需要回答吗？它会影响到孩子的身高、性格、学业和身体健康。

◎ 三、假性性早熟的治疗方案

当你去就诊的时候，如果医生判断已经出现第二性征发育的情况，可能会让你去做基础性激素检测、骨龄测定、B 超或者 CT 等，这些都是诊断的手段。不要去想为什么我家孩子只是乳房胀痛，医生就让孩子做 CT。那是因为医生需要去排除孩子的乳房发育是否和垂体、肾上腺有关系，如果没事，那皆大欢喜，如果有问题，那就对症治疗。

我之所以拿这一个问题来讲，是因为这种患者我见得很多，当然，就诊的小女孩要多一些。

中医认为，性早熟就是肝肾的阴阳失衡。

要么阳气过于旺盛，丢下阴气自己撒丫子跑得太快，我们叫肝经郁热，肝火旺。

阳气过盛—— 肝经郁热，肝火旺

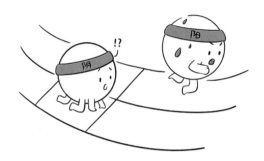

要么阴气不足，无法跟上阳气的脚步，显得阳气多了，我们叫肾阴不足。

阴气不足—— 肾阴不足

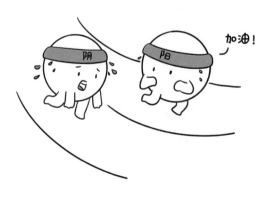

两种类型都会出现乳房胀痛，身上感觉潮热，容易出汗，口渴，舌红等，但某些症状还是有所不同的。

1. 肝火旺型

症状：肝火旺的孩子都亢奋，脾气大，脾气急，风风火火的。容易上火，比如口腔溃疡，比如扁桃体发炎、淋巴结肿大，比如起青春痘，比如头发出油。

处方：小柴胡汤加减

柴胡 6~15 克、枳实 6~15 克、黄芩 6~15 克、知母 9 克、白芍 9 克、浙贝母 9 克、甘草 6 克。（剂量仅供参考，请在医生指导下用药。）

方解：柴胡、枳实性味辛苦，疏肝理气，消积化痰，疏通乳腺。黄芩、知母清肝火而除烦躁，白芍滋阴柔肝，浙贝母散结消肿，甘草调和肠胃。

中成药：加味逍遥丸

【成分】柴胡、当归、白芍、白术、茯苓、甘草、丹皮、栀子、薄荷。

【适应症】疏肝清热、健脾养血。

2. 肾阴虚型

症状：肾阴虚的孩子在家里很随意，但在外人面前要安静一些，脾气较为内向。睡觉安稳，精神头差一些，容易出汗，运动持久性差一些，容易累，容易感冒生病，免疫力差。

处方：**大补阴丸合四逆散加减**

知母 9~15 克、黄柏 9~15 克、熟地黄 9 克、龟板 9 克、山茱萸 9 克、柴胡 9 克、枳实 9 克、白芍 9 克、甘草 6 克。（剂量仅供参考，请在医生指导下用药。）

方解：知母、黄柏是治疗阴虚火旺的常用组合；熟地黄、龟板、山茱萸滋补肾精；柴胡、枳实疏肝理气，疏通乳腺；白芍滋阴柔肝；甘草调和肠胃。

中成药：大补阴丸加逍遥丸

大补阴丸

【成分】熟地黄、盐知母、盐黄柏、醋龟甲、猪脊髓。

【适应症】滋阴降火。

逍遥丸

【成分】柴胡、当归、白芍、炒白术、茯苓、炙甘草、薄荷、生姜。

【适应症】疏肝健脾养血。

其实大家可以发现，这两个中药方子里面有重复的药材，那是因为肝火旺和肾阴虚在临床上经常同时出现，如果你无法判断是哪一种类型，没关系，那就直接把两个方子合起来用，也没有什么副作用，效果也很好。

但是，性早熟绝不是吃一周两周的药就能搞定的病，有时候需要吃几个月，所以要有耐心，要有信心。

对于性早熟的孩子，除了吃中药，我还会让他们服用代茶饮，那就是墨旱莲。

我临床发现墨旱莲对小女孩有很好的作用。我第一次用墨旱莲，是因为一个女初中生。她因月经淋漓不走来诊，但是住校没法吃中药，我判断是阴虚血热，于是就开了墨旱莲，一天取 15 克泡水，很神奇，很快就止住了。

墨旱莲又叫金陵草，入肝、肾经，可以凉血、止血、补肾、益阴。不仅可以凉血止血，还可以凉血滋阴。一方面可以治标，治疗月经初潮提前、月经淋漓紊乱；一方面可以治本，调节阴虚血热的状态。服用此药对肝火旺、肾阴虚的女童性早熟来说是一举两得的，所以对于有性早熟倾向的小姑娘，可以平时泡水喝，每天用量大概 5~15 克。

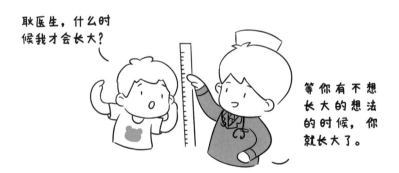

◎ 四、假性性早熟的预防

1.膳食结构要合理

这是大前提，不要让孩子吃得太胖，荤素搭配要平衡，不要让孩子吃太多含植物雌激素的东西，比如豆制品、牛初乳等。

2. 减少补品

只要媒体上宣传对妈妈有美容养颜、保养卵巢、青春永驻、长生不老作用的东西一概不吃，比如燕窝、鱼胶、雪蛤、黄鳝等。你要清楚，对成年女性有用的东西，可能是未成年儿童的毒药。

3. 减少油炸、油腻的食物

油炸、油腻的食物会让你胖。虽然油炸与性早熟没有关系，但你的胖会让你离性早熟越来越近。所以说，洋快餐可以吃，但不要每顿都吃。说到这里，我就要吐槽一下，现在网络上说这个会引起性早熟，那个会引起性早熟，但实际上豆浆、炸鸡、蜂王浆等都不会造成性早熟。另外，培育反季节蔬菜最主要的是植物激素，大家一听激素就害怕，那我说它另一个名词——植物生长调节剂，它只是与植物细胞中的特定分子结合，改变植物基因表达，改变植物的发育过程。因为植物激素与动物激素的结构表达根本不一样，所以植物激素对性早熟根本就没有影响，但动物激素就不好说了。此外，我们所看到的 180 天出栏的猪和 40 天出栏的鸡，这些都是类似于杂交水稻一样培育出来的优良品种，本身对性早熟没有影响，但是不排除饲养者在饲养过程中乱用催生长类药物，而这会对孩子们的性发育产生影响。

性早熟是我在临床上常见的一种儿童疾病，是一种大人很焦虑、孩子不以为意的疾病。孩子们觉得我发育了，我长大了，我开心；大人们担心孩子身高不长了怎么办，学习不认真了怎么办。

其实吧，与其独自焦虑，不如与孩子促膝而谈；与其乱找百度，不如安心治疗。

真的，就是这样。

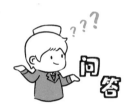

1. 耿大夫，为什么男的长胡子而女的不长？

如果你老婆一脸络腮胡，一边捋着胡子一边对你撒娇说"老公爱你哦"，你瘆得慌不？

男的长胡子、女的不长是有原因的，这就是激素水平的问题。

首先，雌激素和雄激素会控制身体不同部位毛发生长，比如两种激素都会刺激腋毛、阴毛甚至肛毛的生长，所以这几个部分男女都会有毛发覆盖。但是，雄激素可以促进面部和胸部的体毛生长，所以男性会有胡子和胸毛，但雄激素过高会抑制头额部的体毛，会导致脱发，所以你会听到这么个词叫雄激素性秃发，又叫脂溢性脱发。

那你是不是会认为女性就没有毛发的烦恼？对于女性，有一些人激素水平紊乱，雄激素升高比如多囊卵巢，就会出现体毛增多的现象；而有一些人雄激素分泌较少，也会出现脱发的现象。所以激素平衡最重要。

2. 耿大夫，治疗性早熟的药物会引起不孕不育吗？

错误。

很多家长认为治疗性早熟就是阻止性发育，抑制性器官成熟。但实际上相关药物的安全性是世界公认的，不会对生育构成影响。

3. 性早熟就是发育早了，不会影响身高？

性早熟是影响身高生长的。性早熟的孩子性激素提前分泌，让孩子生长的速度比同龄儿童要快要提前，但随之而来的骨龄也会比实际年龄大一些，那么骨骺闭合也就会提前。

所以会出现这么一个现象：你家孩子一开始比别的孩子发育快，噌噌地长，但慢慢地，别的孩子个子开始猛蹿的时候，你家孩子停滞不前了，最后变成了最矮小的那一个。

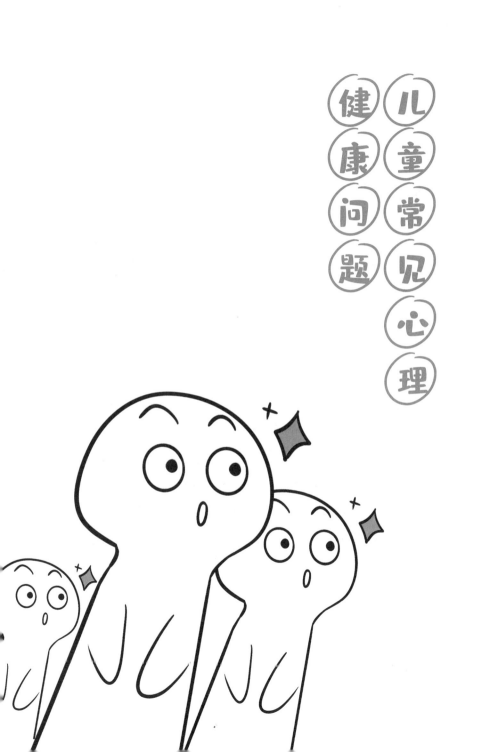

儿童常见心理健康问题

聊一下儿童的心理健康

身体的健康很重要，心理的健康也是很重要的。

很多父母只是关心到了孩子们的身体。只要能长个，只要不长病，那就是完美的。

但完美真的就这么简单吗？

有时候，心理的健康比身体的健康更加重要。

在我诊室，有抽动的，有坐不住的，有来了低头不说话的，还有放声痛哭的。

我在想：孩子们都经历了什么？我们又能做什么，才会让他们度过一个完美的童年呢？

由于现在的生活节奏快，父母工作忙，隔代老人或者保姆带孩子，人际交流复杂，网络上不健康信息泛滥，学习压力增大，这些都容易造成儿童心理疾病时常发生。

心理问题有很多，一般来说，我们将儿童心理问题分成特殊问题和一般性问题。特殊问题如自闭症、儿童期精神分裂症等，对于这种特殊问题，建议到精神卫生科就诊，我们不进行讨论。

那一般性问题又是什么？

我呢，总结了家庭常见的 14 项儿童心理问题，如下。

1. 不适当的吸吮行为

婴幼儿有吸吮手指的习惯，但随着长大，这种习惯会慢慢忘掉。如果孩子3岁以上，仍旧有经常吸吮手指的情况，妈妈要意识到孩子有可能出现了心理行为的偏差。

此时，应转移孩子的注意力。在孩子出现不自觉的吸吮行为的时候，可以用玩具打断孩子的吸吮行为，或者让孩子干一些其他的徒手活动，逐步忘记吸吮行为。

你有没有发现，有一些动作是看人的，不同的人做，会有不同的效果，比如说吸吮手指。

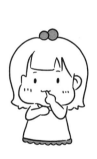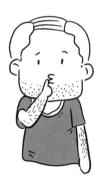

2. 咬指甲

这种行为很常见，很多小学生甚至初中生都有咬指甲的坏毛病，特别是在紧张的时候。孩子们一截一截咬、一层一层撕，惨不忍睹，这不仅影响到指甲的美观，更会吃进很多的细菌和微生物。

对于长时间专注地吸吮手指或者咬指甲、撕手皮的行为，妈妈要及时转移孩子的注意力，用一些徒手劳动方法打断这种行为。还要尽量找到孩子出现这种焦虑、紧张的原因，尽量消除孩子的紧张焦虑的情绪。

同时，积极与孩子探讨这个习惯是正确的还是错误的，以奖励、积极的方法鼓励孩子不咬指甲、吮手指。

这是一个漫长的过程，不是几天就可以改掉的坏习惯。

3. 口吃

一些孩子有说话口吃的情况，紧张时要更加明显。

我到现在都记得我第一天幼儿园入园的自我介绍：大大大大大大大家好。

造成口吃的原因有很多。

你想，3 岁孩子的语言组织能力欠佳、词汇量不够，在表达一个意思，特别是组织多个词语来表达的时候，就会出现口吃。

还有很多口吃的孩子实际上是模仿来的，也可以理解成传染的。当同学、好朋友有口吃的情况，他就会模仿。而模仿久了就形成了一种语言习惯，慢慢地自己也就口吃了。

其他的原因，比如有一小部分孩子是因为受到过度惊吓、刺激而导致的心理因素，形成了口吃。比如对左撇子孩子强行纠正，会导致口吃。比如父母的教育方式不当，会使孩子出现说话紧张而不敢张口，或者说话口吃。

对于口吃的孩子，在他说话的时候，不要嘲笑、不要训斥，缓解孩子的心理压力，给予一定的鼓励，慢慢去培养孩子的说话方式。

我们还有一套口吃矫正法，附在文章之后。

4. 拔毛癖

一些孩子无缘无故地拔自己的头发、眉毛、体毛。

我记得有这么一个小患者，他母亲请我帮他长头发。因为孩子总是薅头发，还只薅一个地方。就算是一棵树天天薅也能薅秃了，更别说头发了。

我问他你为什么总是拔头发，他说舒服。我问那为什么就拔这一撮，回答因为就这一撮舒服。

拔毛癖属于强迫障碍的一种，患有拔毛癖的孩子多多少少都会有紧张和焦虑，同时，一般会跟吮手指、咬指甲同时期出现。

除了要进行心理疏导外，同吸吮手指、咬指甲一样需要一定的转移注意力等干预。

5. 遗尿症

关于遗尿，有生理性的、病理性的，还有心理性的。对于生理性或者心理性的遗尿情况，是不需要用药物治疗的，只有病理性的遗尿孩子需要中药干预。我们发现通常有遗尿现象的孩子，都同时有胆小、被动、过于敏感的性格。

6. 厌食和暴食

没有想到吧，厌食和暴食也是一种心理问题。其实，厌食不仅是肠胃问题，更是心理问题。你说你大便干，胃脘胀气吃不下，你说你消化吸收不好，吃的很少，这都是肠胃问题。你说你因为情绪低落、焦虑甚至抑郁，而没有想吃饭的冲动，你说你担心肥胖而不敢吃饭，这些就是心理问题。厌食和暴食，一种是自我忽视饥饿感，一种是自我放大饥饿感，都是不好的行为。父母应该给孩子建立正确的饮食观，养成合理的膳食规律。在孩子不想吃饭的时候，不要去打骂、强迫，应该采用诱导、鼓励的方式。还有，部分食欲较差的孩子是可以使用中药进行干预和调节的。

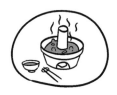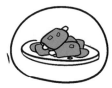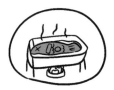

7. 睡眠问题

包括失眠、梦魇、梦游、夜惊。这些在学龄前儿童当中较为常见，基本和睡前兴奋或者刺激、惊吓有关。

8. 抽动症、多动症

因抽动症、多动症来就诊的孩子很多，使用中药干预有不错的效果，后面我会细致地讲一下。

9. 过度依赖

你的孩子有没有害羞、黏人，有没有不合群，有没有喜欢看重复的东西而不敢于接受新鲜事物？这些都是过度依赖的表现，容易造成自信心缺乏甚至自卑的不良心理。

10. 分离焦虑

有一部分孩子，只要一离开爸爸妈妈特别是妈妈就会出现焦虑的情况。这与患儿个性柔弱和对母亲的过分依恋有关系。

过度依赖和分离焦虑，是儿童时期最普遍的心理障碍。

实际上，这种心态是孩子对自己的一种保护，也是每个人在长大过程中需要经历的阶段。

妈妈要从小培养孩子的自立能力。比如从小让孩子独立洗手、穿衣、吃饭，独立去处理和其他小朋友的交往。

爸爸妈妈可以短时间离开，回来后给孩子奖励，逐步训练孩子脱离父母，逐步将离开时间拉长，直到孩子慢慢适应父母不在身边。

在父母离开的这段时间，可以寻找一个孩子经常玩耍的玩具，陪在孩子身边。熟悉的事物，不仅可以转移孩子对父母的过分关注，同时也可以给孩子带来相应的安全感。

11. 莫名的恐惧

你的孩子是不是不敢熄灯睡觉？你的孩子是不是害怕打雷闪电？你的孩子是不是害怕小狗小猫？你的孩子是不是认为窗帘后面有鬼？这些都是恐惧心理的反映。正常的恐惧是人之常情，但过度恐惧，就不对了。父母不应该嘲笑、责备，而应该给孩子讲明白自然现象的道理、小动物的可爱之处等，找出原因，解除困扰，帮助孩子建立信心。

12. 退缩行为

指胆小、害羞、孤独、不敢到陌生环境中去，不愿意与小朋友们玩的不良行为。这种儿童对新事物不感兴趣，缺乏好奇心。

家长应该多带这种孩子去参加社交活动，让孩子多去和其他小朋友接触、玩耍、游戏，锻炼孩子对外界、对陌生环境的适应能力，从怯懦变得开朗。

13. 暴怒和攻击行为

很多小朋友特别是小男孩，只要一不顺气就开始爆炸，打人、骂人，甚至破坏物品，怎么哄都不行，这其实也是一种心理问题。

很多家长一味地惯着，有时候只会适得其反。

14. 品行问题

品行问题，就是经常说谎、偷窃、逃学、破坏的一系列行为。

发生品行问题的关键，实际上除了跟自身心理发育有关外，更多地与家庭不和谐、父母管教方式不得当，或者过度宠溺有关。

暴怒、攻击和品行问题，真正治疗起来要顽固很多。

这需要家庭成员的努力。家长应该避免一系列暴力攻击行为，避免出现说谎等情况；家长应该多与孩子交流，告诉他哪些是对的哪些是不对的，让孩子知道引起这些行为的源头，分析后果，帮助孩子找出正确的处理问题方式。

孩子的心理问题是一个不容忽视的问题。用药物只能改变其症状，比如对症治疗遗尿、抽动、睡眠问题等。更多的，是需要家长去沟通，去安慰，去引导。

因此，家长的作用要远远大于医生。

所以，在孩子心理健康方面，您就是最权威的医生。

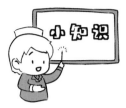

口吃矫正训练法

造成口吃的原因有可能是孩子对气息的运用不对，导致发音发不全，或者第一个音还没有发完第二个音就跟上了，使想表达的字都堆在了一起。越是这样，就越是紧张，就越是说不出这个字或者这个词。

我们可以让孩子把说话发音的速度放慢放稳放平。

打个比方，说"耿炜哥哥你好帅"这句话。

我们打着拍子，创造节奏，放慢速度，拖长发音。

耿——炜——哥——哥——你——好——帅。

熟练后，慢慢再按照词语断句进行练习。

耿炜——哥哥——你——好帅。

熟练后，再次增加词语。

耿炜哥哥——你好帅。

一般来说，口吃患者张口说话发第一个音的时候最难，所以经常出现第一个音的重复。就好像我，"大"字说了快10遍。这和开口紧张是有关系的。

所以，可以让孩子在张嘴发音的时候，声音小一点儿、柔一点儿，不要过重的发音。有些孩子胆子小，那就让他从悄悄话练起，逐步敞开嗓子加大声音，直到正常音量。

在掌握基本说话的情况下，可以练习诗歌、绕口令。

抽动症和多动症是两种病

"耿大夫，我的孩子有抽动症，有一些人说应该揍，有一些人说应该哄，我该怎么办？"

一、抽动症

1. 了解抽动症

抽动症又叫小儿抽动秽语综合征，是一种进行性、不自主并无节律性的多部分、多式多样的运动抽动障碍，严重者可能会出现发声、秽语等行为。

常见的症状有眨眼，擤鼻子，做怪脸，摇头，耸肩，做出咳嗽声、清嗓声等。

这种情况多出现在 4~12 岁男童身上。

大部分可以自愈或经治疗痊愈。

其具体的发病原因尚不明确，但基本与遗传因素、神经生理因素、心理和环境因素相关。

我觉得，治疗抽动症，首先需要站在孩子的角度，真正地体会他的不适感，世上不可能有没有原因的症状。如果不是这些动作可以给他带来快感、舒适感，那大脑是不会轻易浪费这一部分能量的。

很多时候，我都会问孩子们的感受，为什么会不自觉地抽动，他们都有什么样的感受。

他们给我的描述是这样的：

眨眼睛，是因为感觉干涩。

犟鼻子，是因为鼻咽部有堵塞感。

清嗓子，是因为感觉嗓子痒，感觉嗓子有东西上不来下不去。

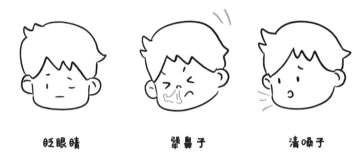

眨眼睛　　　　　犟鼻子　　　　　清嗓子

耸肩，是因为肩前或肩胛骨肌肉有痒的感觉。

伸脖子，是因为颈后肌肉发紧。

四肢抽动，是因为肢体肌肉发紧。

鼓肚子，是因为腹部肌肉发紧。

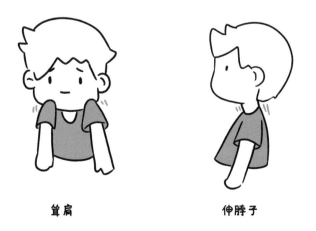

耸肩　　　　　　　　伸脖子

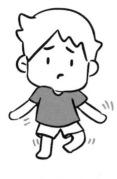

四肢抽动

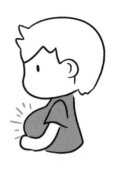

鼓肚子

这就跟打仗一样，只有先了解对方，才能有的放矢，节省治疗时间。

运动抽动出现1年以后，有时候会出现不自主的发声，更有甚者会出现秽语情况。

而这些症状都有一个特点：紧张、焦虑的时候症状加重，放松的时候症状减轻甚至消失。

如果去看西医，那包括颅脑核磁共振、脑电图的检查都是需要做的。

我个人认为这个病中医效果还是很好的，大多数患者应该在1~4周内好转或痊愈，但有一部分比较严重者服用中药效果一般，比如说出现频繁的不可控发声、秽语的情况，用中药治疗短时间内不会起到满意的效果。

2. 抽动症的治疗方案

中医把抽动症叫"肝风""抽搐""慢惊风"。

《黄帝内经》曰，"肝主筋"，"肝者……其充在筋"。意思是肝的运转正常，筋（也就是肌腱）的活动就正常。

肝血充足，肌腱发达，运动协调有力，说明筋（可以理解成肌腱）的营养来源是从肝而得的。《黄帝内经》说"七八，肝气衰，筋不能动"。男性到了 56 岁，肝气不足，肝的运转出现颓势，这个时候肌腱的运动就不灵便了。这说明肝、筋、运动有密切的关系。肝虚，则运动失调。那肝亢，又会怎么样？所谓"肝亢"，也可以叫肝风内动。打个比方，树枝之所以摇摆，那是因为风吹的。那放到人体上，抽搐、抽动即不自主、不合时宜地眨眼、犟鼻子、做怪脸、摇头、耸肩等都是风造成的，都是肝风内动的外在表现。当肝风内动久了，会生痰，阻碍经络，使肝风加重而影响脑络。因此，对抽动症，最主要的就是治风，治痰，治肝。

造成肝风内动的原因有三个。一是阳亢，肝本身出现上火、亢奋的情况。二是阴虚，阴虚则阳亢，阳亢则风动。三是脾虚，肝与脾相互制约相互帮助，有肝郁必有脾虚，有脾虚必有肝郁。所以脾虚，会影响肝气的疏泄，造成肝风内动。基于此，中医的治疗方案就出来了。

1）阳亢

阳亢就是阳气过盛，阳气太旺盛收不回来。

肝火旺如脾气大，心火旺如口疮、失眠，胃火旺如便秘、口臭，这些都是阳亢的表现。

症状：除出现一系列抽动症状外，还有脾气大，眼屎多，晚上不睡觉或睡不沉，口舌生疮，舌苔红或者有黄厚的舌苔，便秘，口臭等。

处方：黄连温胆汤加减

黄连 3~6 克、黄芩 9 克、竹茹 9 克、半夏 6~9 克、茯苓 9 克、枳实 6~9 克、陈皮 9 克、甘草 3~6 克、生姜 3~6 克。（剂量仅供参考，请在医生指导下用药。）

方解：黄连、黄芩清热泻火；竹茹性味甘寒，清热化痰除烦；半夏、茯苓化痰定惊；枳实、陈皮为理气常用药物；甘草、生姜保护肠胃；合在一起，治疗痰热互结、肝风内动的抽动症再合适不过。

宝爸宝妈要是觉得黄连、黄芩苦，可以用竹叶、菊花代替；也可以在药汤里加些冰糖或甜叶菊调和一下味道。

中成药（二选一）：菖麻熄风片、九味熄风颗粒

菖麻熄风片

【成分】白芍、天麻、石菖蒲、珍珠母、远志。

【适应症】平肝熄风、安神化痰。用于轻中度小儿多发性抽动症属中医肝风内动挟痰证者。

九味熄风颗粒

【成分】天麻、熟地黄、龙胆、龟板、钩藤、龙骨、僵蚕、青礞石、法半夏。

【适应症】滋阴平肝、熄风化痰。用于轻中度小儿多发性抽动症属中医肾阴亏损，肝风内动证者。

2）阴虚

阴虚就是阴气不足，无法制约阳气，所以大部分阴虚

的患者都会有一些内热的表现。

症状：口干，舌红少苔，潮热盗汗等。

中医治病的最简单的一点就是万变不离其宗。意思就是不管是咳嗽还是失眠，是盗汗还是低热，只要是阴虚造成的，基本都一个治法。

阴虚造成的抽动症，用四物汤加栀子类方，就很好使。

处方：四物汤加栀子类方

当归6~9克、川芎6克、白芍9~15克、生地黄9克、栀子6~9克、丹皮6~9克、淡豆豉6~9克。（剂量仅供参考，请在医生指导下用药。）

方解：这个方子滋阴养血，凉血除烦。不仅可以治疗抽动症，有很多女性月经前烦躁焦虑、手脚心热等一系列经前期综合征或绝经期症状，用这个方子也可以。

当归入肝、心、脾经，补血活血养血；川芎活血；白芍、生地黄滋阴补血养肝。这几味药物合用，就好像往空空的蓄水池中加满水，水满了，自然就不阴虚了。栀子清热泻火除烦，丹皮凉血化瘀。最有意思的就是这个淡豆豉。它是一种大豆的发酵品，可以改善肠道菌群。

中成药：六味地黄丸

3）脾虚

脾虚包括便溏、无精打采、齿痕舌、容易感冒等。

中医认为脾主运化，脾是后天之本，是气血生化源泉，脾虚就是吸收代谢不好，就是免疫力低下。

很多孩子抽动症症状不严重，但总是反反复复，大多数都是脾虚。

症状：这类孩子的抽动症症状存在，但不严重，时而出现时而正常。同时有不爱吃饭、有气无力、容易劳累、怕风怕凉、容易感冒等肺脾虚的免疫力低下表现。

处方：小建中汤加减

桂枝 6~9 克、白芍 9~15 克、甘草 6~9 克、麦芽糖 9 克。（剂量仅供参考，请在医生指导下用药。）

方解：小建中汤实际就是桂枝汤加大了白芍的剂量并加入了麦芽糖。桂枝汤作为调和营卫，改善阴阳不平衡的常用方剂，加大了白芍的量，使柔肝滋阴的作用加强，抑制肝风内动的情况。加入麦芽糖健脾益气，起到标本兼治的效果。

但这种类型的抽动症不好治，而且会有免疫力低下容易受凉的情况，所以需要长时间服药。

中成药：小建中颗粒（合剂）

【成分】白芍、大枣、桂枝、炙甘草、生姜。

【适应症】温中补虚。

所以当您家的孩子隔三岔五肚脐痛，并且有不严重的抽动症，啥也不用想，就用这个方子。

当然，为了更快见效，加蝉蜕 3~9 克、僵蚕 3~9 克、全蝎粉 1~3 克就更好。

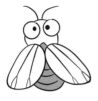
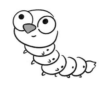
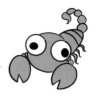

蝉蜕 3~9 克　　　　僵蚕 3~9 克　　　　全蝎粉 1~3 克

但是，这三种虫类药属于异体蛋白质，容易引起孩子过敏，这个要注意。

如果孩子症状不严重，或者已经痊愈想做一些预防，那可以用代茶饮，既操作简单，孩子还容易接受。

取菊花 3~6 克、竹叶 3~6 克、钩藤 3~6 克、白芍 3~6 克，泡水即可。

菊花清肝火，竹叶清心火，钩藤平肝定惊，白芍柔肝养血。在抽动症的症状消失后，我都会让孩子们隔三岔五用这个小方子。

这个代茶饮家长也可以喝，比如辅导作业的家长，比如期末考试后收到成绩的家长。特别是对于有高血压病史且孩子不听话的家长，这个方子是再合适不过的。

所有眨眼、清嗓都是抽动症吗？

并不是。要注意鉴别疾病，有一部分家长心大，认为这就是坏毛病，长大就好了，结果几年过去了，症状越来越严重。

在不确定孩子是不是抽动症的时候，可以先带孩子去耳鼻喉、口腔、眼科看看，一项一项排除。

◎ 二、多动症

说到抽动症，就不得不聊一下多动症。

我相信很多粗心大意的家长搞不懂什么是抽动什么是多动，经常混淆两个概念。要知道，这是两种病。

1. 了解多动症

多动症是一种注意力无法集中，并且有注意时间短、容易冲动的特点。

如果孩子3岁，无法集中注意力做一件事情，我们可以理解。但如果孩子7岁了，还是无法集中注意力，那就是一种病。因为患儿无法集中注意力，所以会造成患儿的学习较差、适应性不好，甚至出现一系列的品行问题。

从症状上，就可以明显看出抽动症与多动症的不同。

多动症有哪些症状呢？

1）注意力缺乏

玩游戏、听别人讲话、上课、写作业等活动均无法集中精力。

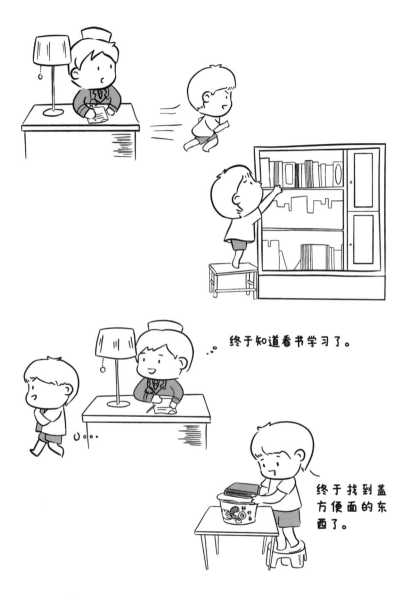

终于知道看书学习了。

终于找到盖方便面的东西了。

　　这样的孩子，你不可能让他安安稳稳地写完一份作业，甚至在玩游戏的时候都叫人不得安生。

也就因为这个特性，这样的孩子都有粗心大意、丢三落四的毛病。

2）不听指挥

你会觉得：他就像腚上长刺，永远坐不住；他就像身上安了个发动机，永远静不下来；他就像哈士奇，永远装听不懂，永远跟你反着干。

如果你看到这儿，你就应该理解他，他不是故意的，因为这是一种心理障碍。

造成多动症的原因同样有很多，是一个多因素致病的情况。遗传、环境、家庭因素，甚至早产、母亲孕期抽烟酗酒的不良习惯，都是诱发原因。

2. 多动症的治疗方案

但是，要知道，多动症是可以治愈的，只是需要多方面结合的治疗方案。

1）父母、老师、医生的多重指导

多动症的孩子需要父母、老师、医生的多重指导。家长需要给孩子建立正确的生活、工作、学习习惯，建立一个规章制度，用鼓励的方法去建立孩子的自信心，当然我们不排斥适当的惩罚。俗话说严父慈母，一个优秀的孩子本身就是父母一个唱红脸一个唱白脸伺候出来的。但是，真不提倡过于严厉的体罚和责骂，因为有可能会起到适得其反的作用。

老师在多动症小朋友的治疗中也起了很重要的作用。少一分责备和嘲笑，多一分耐心和关心。

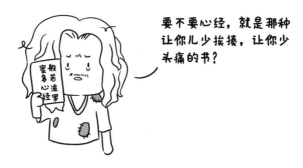

需要在医生的指导下用药。

抽动症和多动症都属于中医肝风内动的症状，所以治疗方案基本一致，也是使用黄连温胆汤、四物汤、小建中汤等加减。

但是，中医对多动症的治疗效果不如抽动症，在使用中药的同时，更需要一定的心理治疗，这样才会起到效果。

2）释放精力，培养安静的习惯

我们来想一下，为什么孩子好动。因为精力旺盛，他发泄不完。你看我们上火了，要么口腔溃疡，要么流鼻血，要么痔疮，总得有个泻火的地方。孩子也不例外，阳气太旺，总得有个发泄的地方。发泄不出来，那就安静不下来。

我们可以适当地引导多动症孩子释放精力，一系列体育运动最适合不过了。但你一定要看管好，因为可能一不留神他就登高上墙了。你说运动太激烈了，那感统训练也是一个不错的选择。

在释放精力的同时，培养孩子安静的习惯。让他听听音乐，运动员进行曲这种类型的音乐就算了；下下象棋；看看书；慢慢地培养孩子安静的一面。

◉ 三、抽动症、多动症的饮食建议

我们继续聊下去，如果咱们家里有抽动症或者多动症的孩子，那吃什么不吃什么呢？

我们讲了，抽动症、多动症属于肝风内动的症状，而我们最常见到的就是阳亢上火的类型。我们只要少给孩子吃些容易上火的食物（油炸食品、高脂肪高蛋白食物）就行，其他的并无禁忌。

那平时吃什么呢？

含铁、含锌的食物是最合适的。

另外，可以食用莲子百合汤。取莲子肉、百合各50克，竹叶5克，甘草10克，加入适量清水，煮开即可食用。

莲子肉有健脾养心安神的作用，百合有滋阴清心安神的作用，竹叶清心火，甘草补脾清热，还能调和汤的味道。这就是正合适的汤汤水水啊。

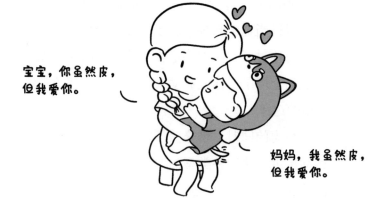

宝宝，你虽然皮，但我爱你。

妈妈，我虽然皮，但我爱你。

孩子睡觉不踏实，这是病吗？

"宝宝睡觉不老实，床有多大他滚多大，这是不是病？"

你们家孩子是不是也有这种情况？

很多孩子晚上睡觉的时候会出现一些小动作。

有睡觉翻来覆去的。入睡的时候特别安静，一旦睡着就不是他了，跟练武功似的，睡在床头，醒在床尾。

有磨牙的。那牙齿嘎吱嘎吱的，听着都瘆得慌，咬牙切齿的，这得多大仇多大恨啊。

还有说梦话、梦游的。有些说的听不懂，有些说的能听懂，还有的能回答问题，还有睡着后会猛地坐起来，更有甚者会自己下床走一圈再回来睡。

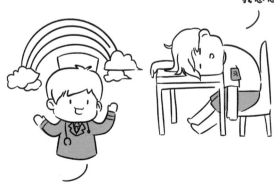

老耿，为什么我总想睡觉？

因为大脑想带你离开枯燥的现实，体验另一种理想中的生活。

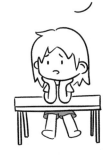

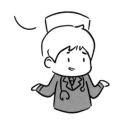

◎ 一、睡觉不踏实的原因

1. 白天或者睡觉前过于兴奋

如果孩子白天玩得特别兴奋，或者睡觉前特别兴奋，睡觉时大脑就仍然处在兴奋状态，安静不下来，就会出现身体不稳、翻来覆去或者磨牙、说梦话的情况。

这跟孩子白天玩得太兴奋晚上会尿床基本是一个道理。

2. 肠胃不舒服

老人有一句话叫过午不食，实际上这是很有道理的。

因为我们睡觉的时候，肠胃也是休息的。如果晚上吃得太多，导致肠胃晚上得不到休息，就会出现睡不踏实翻来覆去的情况。肠胃一看不公平了，凭什么只有我加班，于是咀嚼肌就被薅了起来，被动做工，就会出现磨牙。

当然不仅是吃得太多，有时候吃得太凉，吃得不舒服也会造成晚上辗转不安。

3. 温度过热

很多家长总是怕孩子冻着，白天穿着一层又一层，晚上也盖了一层又一层。但孩子本身就怕热，你盖这么多，孩子肯定蹬被子啊，也就是会出现翻来覆去的情况。

4. 缺钙

孩子处在成长发育的状态，营养一旦跟不上就会出现缺钙缺微量元素的情况。而钙不足会造成大脑过度兴奋，就会造成睡觉不安生。你想成人缺钙晚上都会抽筋睡不踏实，更何况孩子了。

5. 换牙期

有些孩子正好处在换牙阶段，这个时候上下牙齿的咬合位置还不固定，就会出现磨牙的情况。

你看，什么都需要磨合，感情需要磨合，搭档需要磨合，就连牙齿也需要磨合。

6. 做梦

也可以叫梦魇。一些孩子别看年龄小，压力一点儿也不小——上着各种兴趣班，还有一些孩子白天经历了一些过于情绪激动的事情，或者看了一些刺激、惊悚的电影等，这都会给孩子造成紧张、兴奋或者过于疲劳的情绪。在睡觉期间，大脑就会将这些情绪加工、重现，会造成孩子翻来覆去睡不踏实、说梦话甚至梦游的情况。

我想应该所有人都经历过从高处掉下来的梦境吧，我会惊醒，我发现在做梦，于是又能继续睡。而孩子则不然，他无法判断哪是梦境哪是现实，就会出现说梦话、梦游、夜啼的情况。

其他诸如寄生虫的问题等，现在已经不常见了。

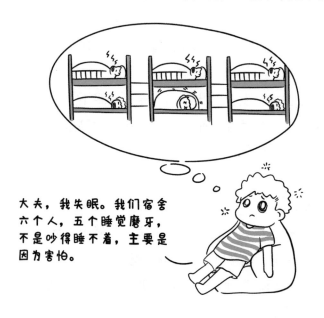

大夫，我失眠。我们宿舍六个人，五个睡觉磨牙，不是吵得睡不着，主要是因为害怕。

◎ 二、睡觉不踏实的治疗方案

了解了导致睡不踏实的原因，解决方案也就迎之而出。

第一，劳逸结合，白天不要让孩子过于劳累和兴奋，睡觉前创造一个安静的睡眠环境。同时，睡觉期间控制好室温，让孩子盖得舒适，做到既不着凉又不热着。

第二，营养搭配，合理进餐。晚上不要吃太多。

第三，给孩子减负，减少孩子的压力。学会和孩子交流，化解孩子的焦虑和不安情绪。

注意：（1）如果合并出现其他微量元素缺乏的症状，建议儿童保健科查体，对症用药。

（2）如果磨牙很严重，可以考虑去口腔科带牙套，以防牙齿损伤。

孩子是纯阳之体，所以他们出现疾病，上火的概率是相当大的。上火孩子的睡眠问题，我所见到的就两种：一是心肝火旺，一是胃火旺盛。

人的所有活动都是气的升降出入的产物。白天，阳气出而阴气收，人就兴奋活动；入夜，阴气出而阳气收，人就收敛安静睡觉。而心肝火旺和胃火旺盛，正好打乱了这种规律。

中医认为，心主神明，肝主疏泄。

神明，就是指中枢神经的机能活动，是一种我们看不见的，但支配着我们身体运转的能量。

疏泄，也就是气的运行。气的运行不畅通了，就会导致该下来的不下来，该上去的不上去，就会出现规律失调。

心肝火旺，造成热扰心神，方寸大乱，气机失调。什么叫方寸？方寸指的就是心，就是情绪。

心肝火旺了，你的心乱套了，气的循环也乱套了，就心神不宁，你怎么可能睡好觉？

这种孩子，会脾气急情绪差，或者有口腔溃疡等。

饮食无度，吃得太多，脾胃运化不畅，导致食物停留。胃气不降，就会让阳气延期沉不下来，就好像太阳无法落山，那肯定睡不踏实。

饮食不节，油腻的食物吃得太多，生了痰湿胃火，痰火扰动心神，也会让阳气不得下降，无法安静入睡。

有了这两种情况呢，孩子多多少少都会有积食现象。

你看不管是哪一种，最终结果都是热扰心神。

而且，很多中草药是同时入心、肝、胃经的。

那好办了，对于孩子睡觉不安稳，我就一个方子，以不变应万变，效果好还易操作。

处方：栀子汤加减

黄连3克、栀子6~9克、淡豆豉6~9克、茯神6~9克、龙骨9~15克、牡蛎9~15克。（剂量仅供参考，请在医生指导下用药。）

方解：黄连清热泻火，栀子除烦泻火，两者治疗心肝火旺、胃火旺盛造成的不安稳状态。淡豆豉解表和胃，茯神入心经，安神益智宁心，是治疗睡眠不佳最常用的药物。龙骨、牡蛎镇静安神。龙骨就是骨头化石，牡蛎就是贝壳皮，两者都有丰富的钙，有很多的睡觉不安都跟缺钙有关系。对于夜啼的孩子，可以加入蝉蜕，但蝉蜕有可能会造成孩子过敏，需要注意。

中成药：黄连上清丸

【成分】黄连、栀子（姜制）、连翘、蔓荆子（炒）、防风、荆芥穗、白芷、黄芩、菊花、薄荷、酒大黄、黄柏（酒炒）、桔梗、川芎、石膏、旋覆花、甘草。

【适应症】清热泻火。心火、肝火、胃火均在其治疗范围内。

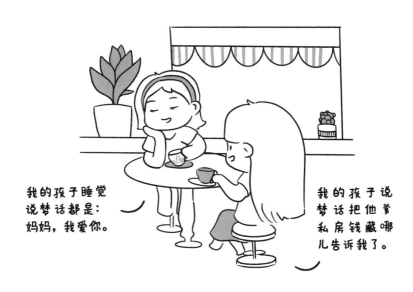

孩子如果症状不严重，我是不建议吃药的。但是症状确实存在，怎么办？

那就喝点儿汤吧。抽动症、多动症篇的莲子百合汤，清心安神、滋阴健脾，对睡觉不踏实的孩子来说，正对路。

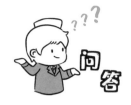

1.孩子睡觉打呼噜才是睡得香？

错误。这有可能是一种疾病的先兆。比如扁桃体肿大、腺样体肿大、鼻咽炎、感冒都会在前期出现打呼噜的情况。

正常小朋友睡觉的时候呼吸是十分顺畅的，不会发出声音。

2.孩子一个人睡觉害怕，开灯睡觉可不可行？

不建议。

长时间开灯睡觉不仅会影响孩子的视力发育，更会影响其智力和身高的发育，也会使性早熟的发病率提高。

3.为什么睡觉会抖一下？

孩子、成人都会在睡觉的时候抖一下，有人说这是缺钙，有人说这是要长个，有人说是轻型癫痫，有人说是猝死前兆。实际上我们叫睡前肌阵挛性抽搐，是大脑对肌肉的控制出现误差的表现。你可以理解成，你睡觉了，肌肉也放松了，但是大脑还有一小部分区域处在活跃状态，这个时候一系列的刺激如嘈杂的环境、紧张的梦境，让大脑做出了误判，试图重新控制肌肉，于是就产生了阵发性的肌肉痉挛。

所以，这不是病，是一种正常的自我防卫反应，是一种正常的生理现象。